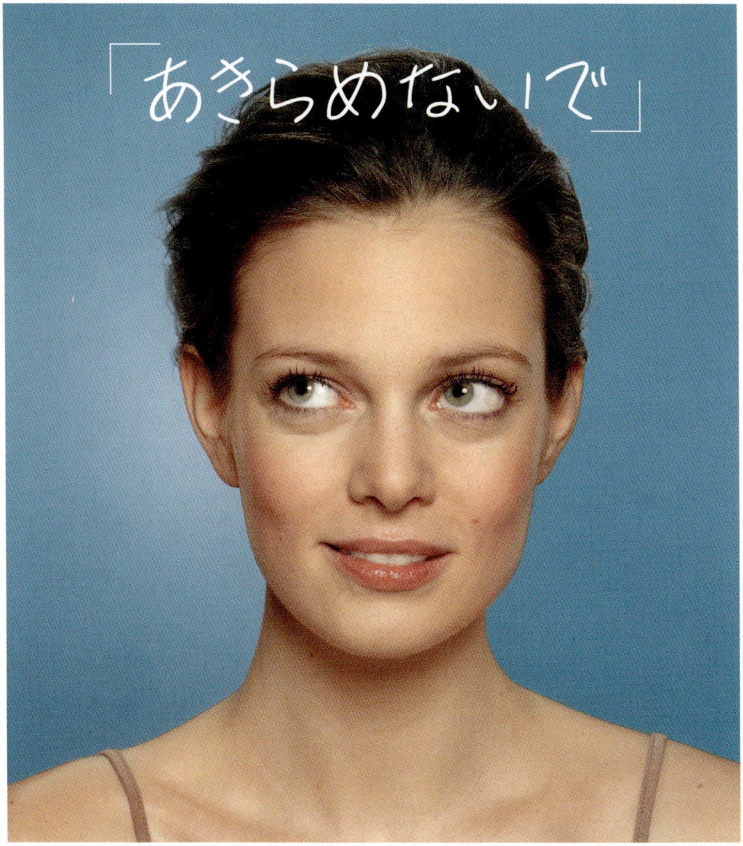

見ることに関する基礎知識

6 視力の素晴らしさ
6 眼のしくみと基礎
9 視覚野の働き

11 現代の視覚トラブル
11 視覚メディアの時代に
13 視覚矯正器具の留意点
15 見る癖を変える

16 視覚の包括的トレーニング
16 効果的なトレーニング
20 内的視覚(想像的視覚)の活用
21 本とCDでトレーニング

視覚をリラックスさせ活性化させる

28 典型的な視覚障害に打ち勝つ
28 緊張した顎と浅い呼吸
31 緊張し、歪んだ首
33 歩行時の「杖」としての眼
35 凝視している眼
38 アドバイス：眼に良い栄養素

40 四つのテストトレーニング
40 すぐに成果を挙げる
41 テストトレーニング1：より広く見渡す
43 テストトレーニング2：色彩を帯びた残像
47 テストトレーニング3：はっきりと見る
49 テストトレーニング4：蘇らせる

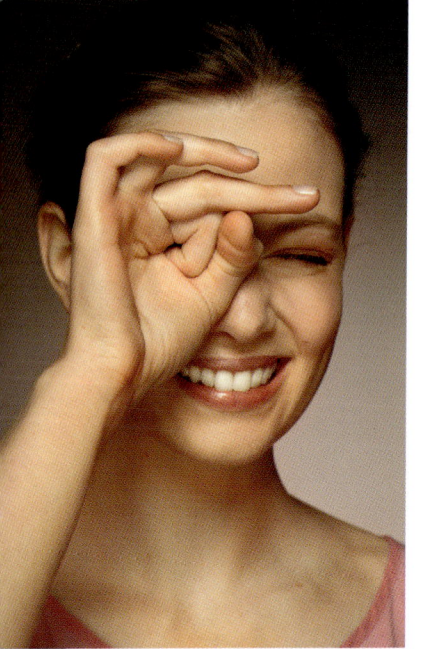

5分間プログラム

54 基礎プログラム

54 基礎1：自由にリラックスして
58 基礎2：生き生きと幅広く
62 基礎3：にこやかにきらきらと

66 特別プログラム

66 特別1：自己治癒力を高める
67 特別2：モニター作業や職場で
73 特別3：自然の中で

76 参考文献
77 索引

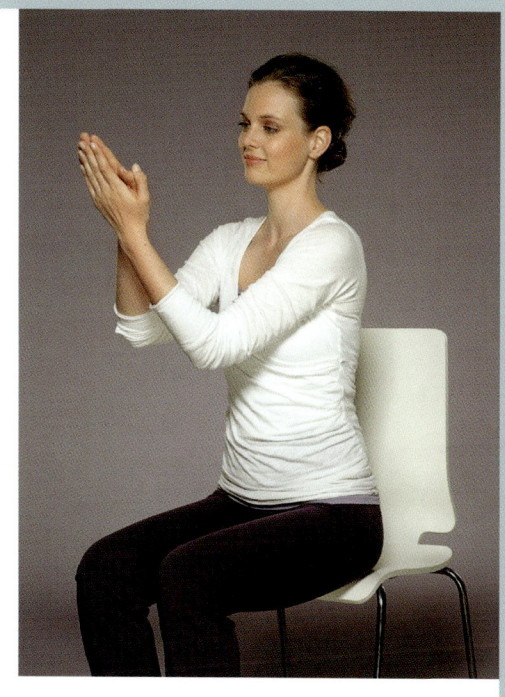

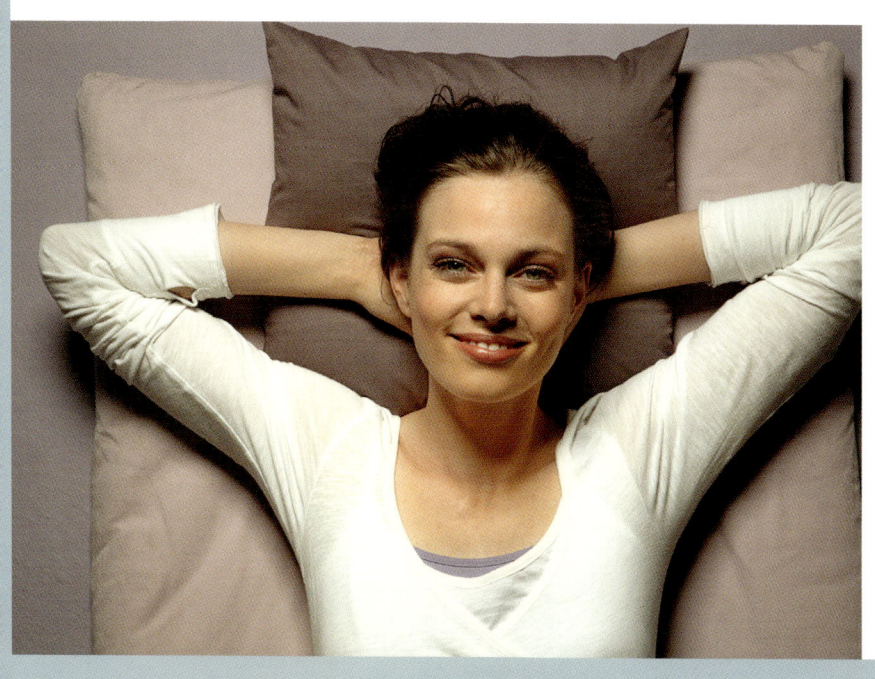

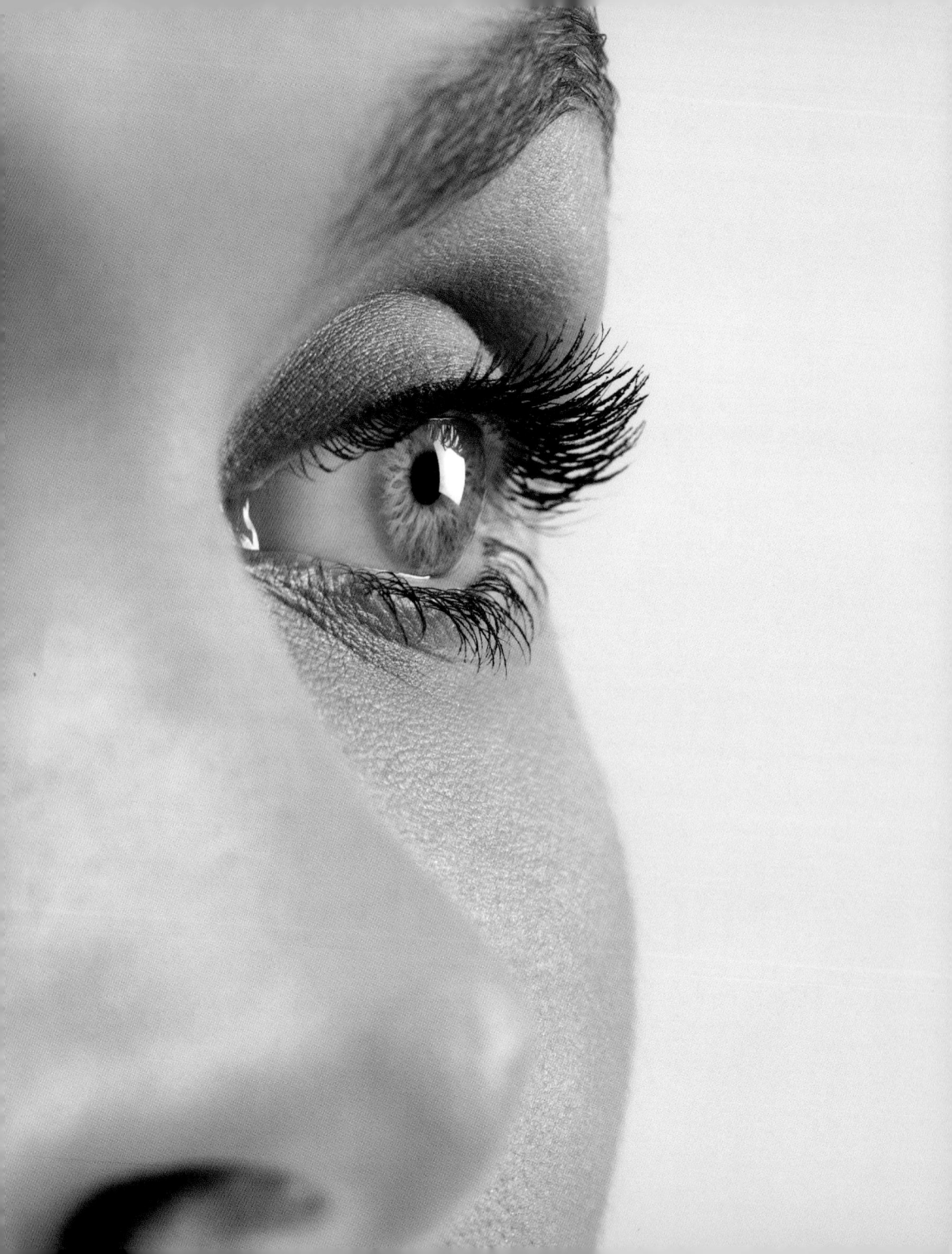

見ることに関する基礎知識

私たちの視覚は非常に影響を受けやすい能力です。
そのため、規則的に行うトレーニングによって
視覚障害に対してターゲットを定めて作用させ、
視力を包括的に強化することができます。
これから、見ることを可能にするために
眼と脳がどのように共に働き、成果を挙げる
視覚機能トレーニングをどこに定めるかを説明します。

視力の素晴らしさ

見ることが奇跡のように感じられることはありませんか。
これから紹介する視覚の生物学的根拠を習熟されても、
それでもなお、私たちの眼を通して世界を認識できるということが、非常に驚くべきことで、
かけがえのない贈り物であるという考えは変わらないでしょう。

　私たちはどのような仕組みで物を見ているのでしょうか。見ることの何が多くの人を困らせ、それが（再び）大きな喜びとなるにはどのようにトレーニングを行うとよいのでしょうか。本書と付属のCDは、みなさんに視覚を強化するために役に立つ、日常に適した短いトレーニングプログラムを紹介します。これによって、長い時間を費やすことなく、容易に視覚能力を最適にストレスから解放することができます。トレーニングについて説明する前に、この章では少し理論を学びます。みなさんが視覚に関する関連事項を知っておくと、トレーニングがより効果的となるからです。

眼のしくみと基礎

　視覚は最も複雑な感覚と言えます。見るということは、光と暗闇、そして私たちの眼と脳の素晴らしい共同作業によって成り立ちます。しかしこれらの器官のみが見るときに活発なのではなく、私たちの身体全てが見るという過程に参加しています。まずは眼の周辺に限って説明していきます。

眼の構成

　根本となるのは、小さくほぼ円形の驚嘆すべき二つの眼球です。これは三層から成る膜、外から内へ強膜、脈絡膜、網膜に覆われています。網膜はいわば前方に位置する私たちの脳の一部であり、見るということの中枢を成す器官です。また、ここには視力の最も良いポイントが存在します。
　眼球は前眼房、後眼房、そして硝子体を有しています。
　眼房には眼房水、瞳孔と虹彩、水晶体、毛様体と毛様体筋が存在しています。ゼリー状の組織である硝子体が残りの眼球を満たしています。

見る過程

透明な角膜を通して、瞳孔と水晶体は外部の景色を網膜に倒立像として映し出します。そこで光の刺激が神経インパルスに変換され、視神経によって後頭部にある視覚野へ伝えられます。そこで信号が受信され、処理されることによって、私たちは相応した景色を見ることになります。左右の眼の網膜像のわずかな違いを比較することを通して、立体的な視覚印象ができあがります。

眼筋

それぞれの眼球の外部にある六つの筋は、身体全ての中で最も速く繊細な神経の通った筋といえるでしょう。それらはだいたい小指程度の長さと幅を持ち、いく千もの線維から成り、それらは脳によって個別に操作されています。そして、本当に特別な能力を有していなければなりません。すなわち、1秒間に50回に達するぴくぴくとした運動を可能にする非常に小さく素早い運動能力のことです。これは（少なくとも）二つの理由から必要です。ひとつには、杆状体または錐状体、つまり光受容体（p.8参照）が常に働かなければならないからです。眼筋の素早い運動を通してのみ、映像の脳への伝達が途切れることなく、これらの受容器が交代することができます。新鮮な細胞が働いている間、その前に活発だった視力が更新されます。

もうひとつは、わずかな素早い視線の動きが繊細なディテールを認識し、脳で知覚される視力が高まるからです。

外眼筋はいわゆる調節も担っています。これを、この筋肉の緊張、または弛緩による眼球のわずかな形態変化と言います。これは視力に良くも悪くも影響を与えます。二つの内眼筋は輪状筋で、ひとつは虹彩に位置し瞳孔を広げたり狭めたりします。そのようにして眼の中への光の入り具合を制御します。もうひとつは水晶体の周りを囲み、近くと遠くへ屈折度を合わせます。

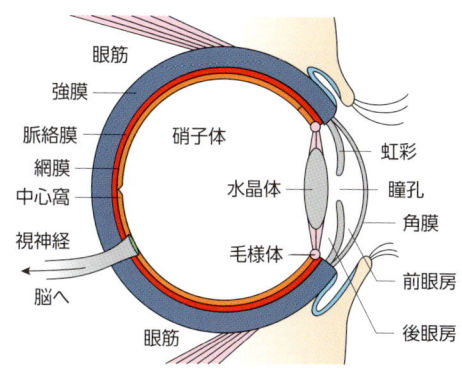

眼はとても複雑な構造を有している

網膜

　網膜は脳の一部で、薄葉紙のように薄く、軽く眼球に接しています。硝子体は網膜が眼の裏面から離れるのを防ぎます。網膜の裏側にある血管に血が流れ、栄養素が供給されている様子をよく映すため、網膜はとても綺麗な赤褐色に見えます。最も視力の良い箇所は黄色に光ります。それはルテインやゼアキサンチンの色素が、網膜を多量の紫外線から守るためです。そのため「黄斑」、専門用語で中心窩と言います。

　見る過程において重要となるのは、二種類の感覚細胞、または光受容体です。網膜にはおよそ1億2000万個の杆状体と、およそ700万個の錐状体が存在しています。杆状体は弱い光刺激に反応し、錐状体は強い光刺激に反応します。杆状体はそのためわずかな明暗の違いを認識し、夜明けの暗さでも見ることができます。錐状体によってコントラストと色を認識します。700万の錐状体のうち500万個が、わずかおよそ1ミリしかない中心窩に位置しています。その他の大きな網膜の周辺部には特に杆状体が配置され、比較的わずかな錐状体が存在します。

光と暗闇

　光と暗闇がなければ私たちは見ることができません。光刺激は網膜の杆状体と錐状体によって神経インパルスに変換されます。そして両視神経によって、見る過程を調節する脳へ伝達されます。その際に視覚色素が消費されます。暗闇では、たとえまぶたが閉じられただけであっても、視覚色素は新しくなります。杆状体、または錐状体も、長くて80ミリ秒の間しか「発火」することができないので（視覚色素が枯渇します）、働き続けることができるよう、眼は常に暗闇、または「何も見ない」という段階を必要とします。

立体的視覚

　眼の光学的性質は、ガラスとは異なり、中心窩へ光線を集めると同時に網膜面全体に光線を通すことです。そのため、私たちは映像を常

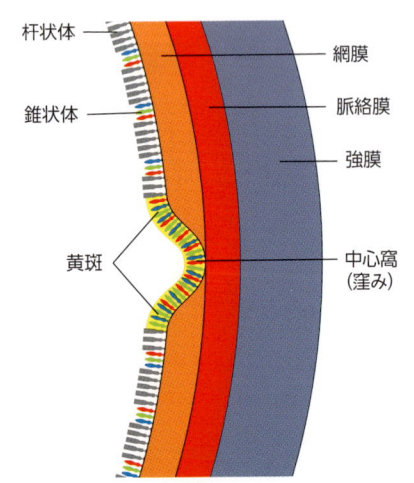

中心窩にほとんどの錐状体が位置している

立体像をつくる簡単な実験

本書を閉じ、細い背表紙があなたの鼻の前を向くように顔の前で持ってみましょう。左眼を閉じると、右眼で表紙が見えるでしょう。右眼を閉じると、裏表紙が見えます。両眼で見ると両表紙が見え、さらに本が明らかに立体的に見えます。脳が両網膜像の情報を「融合」させることによって、脳内で立体的な外観印象ができあがります。

に最も視力が強いところ（中心窩）に焦点を当てることも、また網膜全体で包括的に認識することもできるのです。両眼の網膜の映像を比較することを通して、脳で立体的視覚印象が形成されます。

視覚野の働き

見ることの大部分は脳内で起こります。杆状体と錐状体、さらに処理する細胞を備える網膜は光を伝達することのできる網膜像を受け、全ての質に関して分析します。それは、明度の分類、光周波数、明暗度、形状、距離、運動インパルスを指します。脳は受信し、処理し、保存してこれらの情報をネットワーク化します。それらは脳の異なる部位で分析され、さらに処理する脳中枢において、「私はどこ？」という方向付けのために他の感覚の情報と引きあわせられます。そして新たな情報が、「これは何？」という方向付けのために視覚による記憶と比較され、何が既知のもので、何が未知のものか判断されます。さらに、目にしたものが、必要な無意識反射、感情的な反応、または創造的な衝動に関するものなのか判断することが重要となります。結局のところ、記憶保存において、重要なことは保存の価値があると分類され長期記憶に追加され、その他は重要ではないと認識され、短期記憶から消去されます。これは、私たちが見ているのは何で、どのようなもので、たった今眼で記録した認識をどのように体験し、場合によってはどのように反応するか、0.001秒より短い間に決定される脳の機能のほんのいくつかのことなのです。

細分化されたネットワーク

眼にはおよそ1.27億もの視細胞がありますが、視神経には「たった」100万の神経線維しかありません。つまり統計でみると、127の視細胞がひとつの神経回路を分け合っているのです。しかし、留針の先ほどの大きさしかない中心窩の中心には、それぞれの錐状体が脳への個別の回路を有しています。そこでは隣接す

る二つの錐状体でも、明るさと暗さを区別することができます。そのため、その箇所が視力の最も良いところとなります。周辺では運動反射と光反射が認識され、それは脳幹によって制御される頭部と上半身の回転反射を引き起こします。そのようにして私たちは周りの事柄全てに迅速に反応することができるのです。

私たちが眼を通して受ける光の一部は独自の神経線維を通して松果体と下垂体に作用し、ホルモン調節において重要な役割を持っています。そのため、冬において日光を浴びることが少ないと気を滅入らせることがあります。明度の認識、色を見分けること、形状の認識、運動認識、人の姿を認識すること、立体的視覚、視覚記憶、具象的な想像力、具象的な夢想はそれぞれ独自の脳部位が担当しています。非常に複雑なプロセスが見ることを包括的な事象にしているのです。

見ることと私たちの気分

感情もまた、視覚能力に大きな影響を与えます。いくつかの例を挙げると、感情は涙の分泌を抑制または促し、それはまた角膜の屈折度に影響を与えます。笑うと眼は潤い、より見えるようになります。瞳孔反射を例にとってみましょう。怒りの感情は瞳孔を狭め、視野を制限させ焦点深度がより深まります。それに対し、不安は瞳孔を広げ、視野を大きくしますが焦点を合わせる能力は和らぎます。つまり、怒っている人は視線で周りと距離を保ち、またはポイントを定めて立ち向かいます。そして不安がっている人は世界をぼやけさせますが、周辺全てに敏感に認識します。

気が滅入ると色の認識能力が鈍くなり、恋をしていると高まります。集中していると眼筋の小さく素早い運動を引き起こし、非常に興味がある物を焦点にとらえると、運動の周波数は飛躍的に上昇します。ぼんやりしていると、その反対に眼球運動が減少します。まなざしも空虚なものとなります。みなさんもお気づきのように、見ることは静的なものではなく、ひっきりなしに様々な要素によって決定され多様化される事象なのです。

理論と実践の組み合わせ

視覚の機能、そして特に見ることが身体全体を巻き込むことは、第2章、28ページからにおいても説明しています。そこでは代表的な視覚障害について挙げ、みなさんがどのように対処できるのか、理論的知識をすぐに実践に活用できるよう説明しています。

現代の視覚トラブル

驚くほど多くの人たちが、眼鏡やコンタクトレンズを通して世の中を見ています。その傾向は強まるばかりで、現在若年層の間で近視がどんどん広がっています。そこで次の質問が思い浮かびます。なぜそのような状況になったのでしょうか。そもそも、その必然性はあるのでしょうか？

　私たちは情報社会で暮らしています。視覚メディアは私たちの日常生活の中でより大きな割合を占めるようになっています。学習しているときや余暇、職場でも、多くの情報をほとんど眼によって仕入れています。すでに、新聞や雑誌、書籍は、私たちが目にするメインの媒体ではありません。携帯電話のディスプレイ、家庭用ゲーム機、ネットブック、ノートブック、タブレット、パソコンとテレビのモニターなど、子どもをはじめ、若者や大人もより多くの時間を大小のモニターの前で過ごしています。その間、眼は偏る傾向をもつ大きな負担に直面しています。その結果、視覚トラブルと弱視が頻繁に生じます。

視覚メディアの時代に

　統計では、2010年に世界の大都市に住む青少年のすでに80パーセントが近視であると発表されています。成人における非正視の割合も驚くべきもので、2008年には62パーセントものドイツ人が視覚矯正器具を必要としています。いわゆる老眼もますます早期に現れており、これが老眼鏡への依存につながります。その他の視覚トラブルや眼科疾患も増加しています。ドイツでは、すでに1000万人から1200万人もの人がドライアイを患っています。また、白内障（水晶体の濁り）、緑内障（眼圧の高まり）、加齢黄斑変性（網膜の黄斑組織の萎縮）などの眼科疾患も増えています。

私たちの眼は
何のトラブルを抱えているのか

　眼鏡の専門家や眼科医は、非正視や眼科疾患の原因について原則として遺伝によるものを挙げます。しかしながら、今日までに最も多く生じる非正視、つまり近視、遠視、老眼の遺伝的要因は未だ発見されていません。より可能性が高いのは、眼と視覚能力に偏った負荷を与え弱める視覚習慣と考えられます。過剰な視覚メディアと過ごす世代において、トラブルが明らかに増加しているのは偶然ではありません。現

代における眼のトラブルがこのように増えている状況を鑑みると、遺伝による原因でこんなに早く悪化するとは考えにくいのです。

非正視のタイプ

珍しいタイプもいくつかありますが、主要な非正視は三つのタイプに分けられます。

近視

近視では、近くはとても良く見ることができますが、遠くはぼんやりとします。これは何を意味しているのでしょう。そしてなぜこのトラブルが今日劇的に増加しているのでしょうか。それは、大都市に住む青少年にとって、遠くを認識することはあまりなく、場合によっては不安がらせることもあるからだと考えられます。そのため遠くをぼやけさせることはもっともなことではないでしょうか。彼ら青少年を満足させ、興味をそそらせる情報の90パーセントは、近くにある小さなディスプレイから発信され、それらはよく見ることができます。視覚矯正器具がなければ遠くにピントを合わせることはもはや不可能ということは、近視の定番文句になってしまっています。

私たちは1日のうち長時間をディスプレイを見ながら過ごす

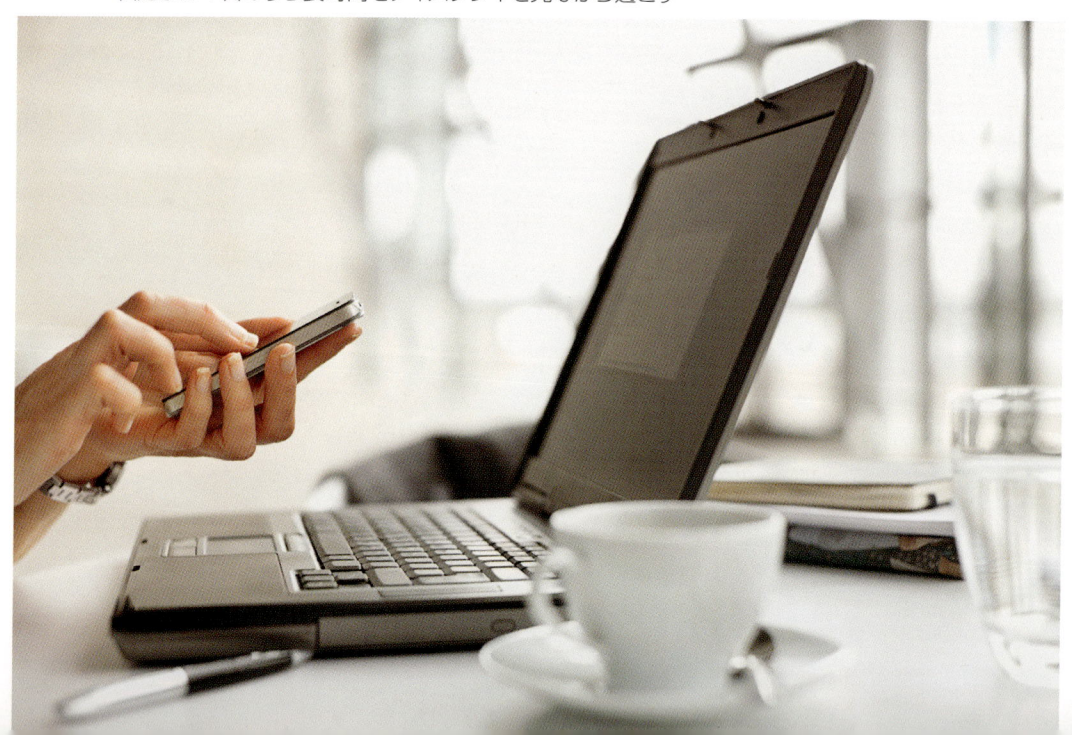

老眼

　二つめに多い非正視は老眼で、水晶体と毛様体筋の弾力性が失われることによって、加齢とともに近くを見ることが難しくなります。老眼もまた増加しています。ディスプレイを使う作業のように、近い範囲で長時間にわたって高い集中力を必要とし、水晶体が遠くに焦点を合わせることが少なくなるとあまり動かされなくなります。そして毛様体筋は硬くなってしまいます。そのため近くを見る負担が老眼を早期に推し進めることはもっともだと言えます。

遠視

　遠視は、近くはなんとかして見ることができるか、はっきりと見えないのに対し、遠くをシャープに見ることのできる能力と考えられています。老眼との違いは、原因が水晶体の弾力性の欠如ではなく、正視の眼に対して眼軸が短すぎることにあります。原因は多種多様です。遺伝の可能性はこれまで除外することはできませんでしたが、今日でも原因となる遺伝子を見つけるには至っていません。ホルモンの成長過程の誤発達が原因となることもあります。というのも全ての小児の眼は、誕生時には遠視だからです。さらに、知覚問題、不適切な行動習慣や見る習慣、また心理的要因も関係しているかもしれません。ここでもまた全ての弱視や非正視と同様に、存在している潜在能力を活性化、トレーニングすることによって視覚の質を向上させ、個人の視覚能力を最大限引き出させることが有効です。

視力矯正器具の留意点

　流行に左右されがちな眼鏡のフレームを除くと、眼鏡とコンタクトレンズは非正視となった眼へ光の焦点を合わせる矯正器具、それ以上でもそれ以下でもありません。それらは眼に降り注ぐ光を、再び最も視力の良いポイントに正確に束ねます。ただし、非正視が眼科医によって正確に判断され、眼鏡技術者によって正しく調節されることが前提となります。

　適した眼鏡やコンタクトレンズによって、非正視の眼でも再びはっきりと見えるようになります。これは素晴らしく、また多くの人にとってありがたいものといえるでしょう。しかし、多くの欠点があることも事実です。まず、「見え方」、つまり視力は、正視でも非正視でも一日の間に測定可能な程度に変動していることを知っておかなければなりません。これは例えばミュンスター大学における集団検診において検証されました。原因は不明ですが、研究報告によるとおそらく心理的要因が関係しているとのことです。

誰が正しいのか

　眼科医と眼鏡技術者の間で、どちらがより上手に測定できるのか、という昔からの論争があります。それは次のような展開になります。患者が眼科医の処方箋を持って眼鏡技術者の元へやってきます。処方箋に従って技術者が眼鏡を製作すると、患者は最適に見ることができません。技術者は測定し直し、場合によっては違う値が出ます。どちらが正しいのでしょうか。もしかして両者でしょうか。その場合、どちらもその場の時点では正しく測定したのですが、患者は例えば眼科医のときには、眼鏡技術者を訪れた時よりも緊張していたか、疲れていたということが考えられます。

困った習慣の影響

　眼鏡に満足していない顧客に対し、もし眼鏡技術者がまずはその眼鏡に慣れるようアドバイスを与えると、次の状況を想定できるでしょう。学生が景色をゆがめ混乱を招く眼鏡を与えられ、それが通常の行為となるよう使用し続けたとします。すると何が起こるでしょうか。数時間後にはその眼鏡で自転車を走れるようになりました。今日、脳は私たちが学び続ける限り、非常にフレキシブルで適応能力を有することが知られています。高齢まで新しいシナプスが作られ、脳野が互いに結びづけられます。その上、私たちが全く必要としない眼鏡にも適応することを学ぶのです。しかし、ポジティブなことも学ぶので、眼のトレーニングを有意義なものにしてくれます。

視力矯正器具の短所

　眼鏡のレンズの端では見ている周辺部が歪んで網膜に伝えられます。近視の人は眼鏡を通して前を見ると、横の視野を小さくし遠近法で湾曲させて認識し、遠視の人は拡大し、同様に遠近法で湾曲させて認識します。これは凸レンズ、または凹レンズの論理的な現象といえます。そのため眼鏡を利用する人は、どの眼鏡においても縁の歪んでいる景色を意識しないよう、新たに学ばなければなりません。そうしないと、例えば眼鏡をかけて階段を上ることができません。眼鏡をかけてうまくやっていくためには、周辺知覚を諦めなければなりません。そうすることによって視野が狭くなり、眼と首の可動性が減少します。二重焦点レンズや累進多焦点レンズにおいて、この短所はより深刻なものとなります。なぜなら頭部の姿勢が眼鏡レンズの近用部と遠用部にそれぞれ適応しなければならないからです。そのため首のトラブルは残念ながら事前に予想できることが多いのです。

コンタクトレンズは理想的か

　コンタクトレンズにおいては、眼により近いのでネガティブな影響は少ないと言えますが、それ

でもやはり存在します。非正視の人たちはできるだけ中央で見るようにして、周辺で認識するものは多かれ少なかれ見ないように学びます。そのため、眼や脳が多くの痙攣のような運動を通して視力を活発に「得ようと」しなくても、中央で自動的にくっきりと見ているのです（p.7を参照）。そうして視覚能力は弱まり、視力が一定の時間の後に悪化し、さらに強い度数を検討する必要が生じます。

依存性を和らげる

習慣による影響を避けるために、どのような種類の視力矯正器具においても常用するのではなく、本当に必要なときのみ装着してください。職場や運転のために100パーセント矯正される視力矯正器具を確保しながら、日常生活では10パーセントから20パーセント矯正を弱くしたもので足りるか試してみましょう。全て正確にくっきりと認識する必要はありません。本書におけるトレーニング（p.54～）においても多くのことが矯正器具「なし」で可能であることに気づくと思います。

見る癖を変える

視覚トラブルと非正視の多くは、すでに述べたように遺伝とは異なる他の要素を原因としていることがあります。つまり「眼に影響する」精神的、心理的、身体的ストレスや偏った負荷によるものです。いくつかの視覚機能は酷使され、その他は過小な要求をされています。そのようにして近くに焦点をあわせようと頻繁に、規則的に酷使することが、毛様体筋と水晶体の負荷を導くのです。全ての距離における空間認識の欠如や周辺視覚の不使用、視覚情報をその他全ての感覚知覚とネットワーク化することが欠けていると、それに対する重要な脳の部位は全く刺激されないか、あまり刺激されません。使用されなければ萎縮し、多過ぎる要求は硬くさせ弾力性を失います。

視覚全てをトレーニング

まさしくこの思考着目点から視覚機能トレーニングは始まります。視覚の全ての能力をトレーニングすると、私たちの見る能力は劇的に改善されます。

視覚の包括的トレーニング

(再び) 良く見えるようになりたい人全てにとっての朗報は、視覚は私たちの感覚の中で最も複雑であると同時に可塑性のあるものだということです。多様な方法で保護しトレーニングすることができます。驚くべき学習能力をもつ脳が、どの年齢でも大きな成功を収めることを可能にします。

見る能力は変化させ、発展させることができます。これは視覚機能トレーニングの経験からだけではなく、科学的にも証明されています。例えば、ハーバード大学の教授であるDavid Hunter Hubelは、1980年代に脳がどのように見るか解明し始め、ノーベル生理学医学賞を受賞するに至りました。彼は視覚野における重要な二つの性質を発見しました。

ひとつは、脳細胞に学習刺激を与えると新たなシナプスをつくるという驚くべき能力です。つまり、迅速に進行し、健康な(視覚)有機体の成長に必要不可欠な幼少期にのみ起こるのではなく、高齢期までシナプスをつくるということです。これは、私たちが知的に興奮し学ぶ限り続きます。

二つめに、視覚脳細胞は、両眼から受ける情報を逐一、まず私たちがどこにいて、周辺のどこに物が存在しているかを常に把握する処理が第一に行われていることを発見しました。ほんの一瞬のうちに私たちの周りに何があるかを認識できるよう工面しています。蓄積されている記憶と比較することによって、見ているものを知っているかどうか、もしくは知らないのか、それは面白いのか、中立的か、もしくは危険なのかということが明らかにされます。

効果的なトレーニング

Hubelのセンセーショナルな発見によって、例えば脳卒中患者のためのコンピューターによるトレーニングプログラムが開発され、そのおかげで視野欠如の多くを克服できました。ライプツィッヒ大学における長年にわたる研究によって証明されたように、脳は規則的なトレーニングを通して、まだ存在している視覚野を新たに連結します。

よく知られていることですが、この発見によっ

てまたトップアスリートたちも視覚による知覚や反応能力を改善しています。脳の全ての資源を使って見る人は、素早く詳細まで認識し、スムーズに決定することができるのです。

　Hubelの発見は大きく外側に位置する網膜の周辺部で見ることの意義を強調します。中心窩（p.8参照）にある中心の視力のみが重要なのではなく、周辺の視野の最適な利用も重要であるということが分かりました。生き生きとして完全に広がる視覚は、学習能力と適応能力を改善し、活発で具象的な想像力を通して創造性も培われます。

視覚を成長させる

　この関係は、予防的であると同時に、最適な状態にする視覚トレーニングにとっての基盤といえます。身体の全ての器官や細胞と同じく、視覚も驚くべき成長力と自己治癒力を備えています。すでに挙げた脳卒中や事故、眼の重度疾患、強い非正視においてさえ、多くのことを成し遂げることができます。

　損傷した視覚は一本の木と比較することができます。雷が落ちて、枝やおそらく幹も損傷してしまいました。しかし木が生命の基盤を維持し、多くの水と栄養素が根から吸収され日光を光合成に使うと、さらに成長することができます。そうして数年後には、しっかりとして紛れもない強い木へと成長しているでしょう。

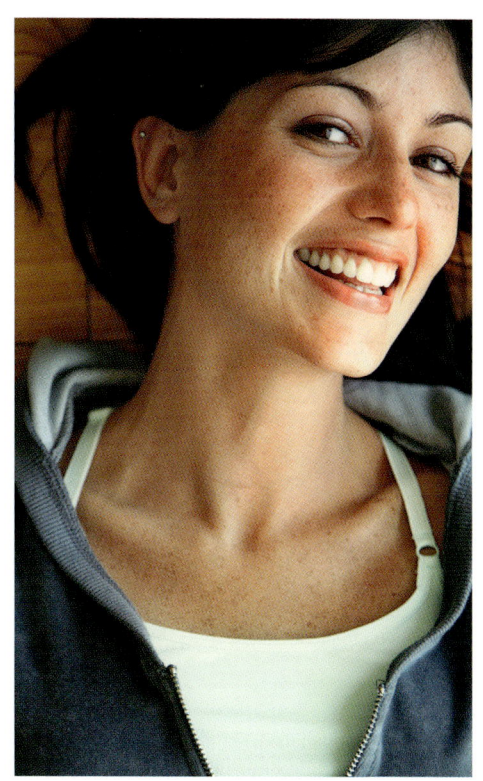

輝く眼は、生き生きとした興味を示す

視覚器官を活性化させる

　非正視、弱視、疾患、損傷を抱えるみなさんの眼にとっての最良の栄養素を採り (p.38〜参照)、機能能力を保護し、全ての視覚野を活性化させてみましょう。そうすると皆さんの視覚は成長し新たに強化されます。これが真に本書のトレーニングが実践することです。もちろん眼科医による検査や治療の代替はできません。それよりも、それを補足するよう自己治癒力を高め、正視・非正視の眼に最適な視力をもたらすよう助けます。ここで紹介するトレーニングの可能性は、現代において酷使され疲労した私たちの眼にとっての全方位的な自助プログラムなのです。

非正視にもチャンスがある

　少なくとも偏った要求と習慣が一部の原因となり、非正視が生じることを確認しました。逆にいえば、とりわけ見る条件が再び「正常化」すれば、再び元に戻ることを意味しています。今日の脳と記憶に関する研究においても、それが少なくとも部分的に可能であることを前提としています。偏ったパターンは解消することが可能で、要求の少なすぎる視覚野を規則的に刺激することによって新たにネットワーク化させます。例えば近視の人が、活発に意識して広い視覚環境を好奇心と興味を持って探り、要求の少ない視覚野を活性化させる特定のトレーニングを規則的に実践すれば、視覚をポジティブに変えることが可能です。または、遠視の人が眼鏡なしでぼやけて見える近くの範囲に愛情を注いで興味を持つことによっても可能です。該当するどの人も、どのトレーニングが自分の眼に特に効果があるかすぐに気付くでしょう。

　すでに述べたように、視覚トラブルの存在において遺伝的要因を除外することはできませんが、非正視としてトラブルがどの条件下で、特にどのように早く、どの程度現れるか、それは見る習慣に左右されることは確実です。そしてそれは変化させ改善することができるのです。

老眼改善の可能性

　脳と記憶に関する今日の研究は、生物学の範疇でこの問題における視力の維持という意義において取り組むことも可能だと考えています。脳が私たちの習慣にどのように適応するかということは過去数十年の間に示されています。

　老眼は眼筋の可動性トレーニングによって改善されるという検査結果が明らかになっています。見る際に、生き生きと好奇心を持ち興味を示すと、眼筋のより多い活動とより良い巧緻な操作を導きます。最終的に、視覚の全ての細胞による活動は良好に実行されます。水晶体の周りを囲む毛様体も緩くなります。毛様体筋を通して水晶体もより多く、そして巧緻に動くよ

うになります。その際に、周りにある眼房水から栄養素を多く吸収し浄化するようになります。水晶体は長い間透きとおり弾力性が維持されます。

定期的なトレーニングの利点

　本書に収められている5分間プログラムは、全ての視覚野を刺激します。可能な限り毎日実行することで、視覚野と全ての感覚器官に携わる脳の部位の間に脳細胞の神経終末の新たな形成を促します。そうして重要なニューロン網を活性化させ強化します。これは非正視、正視ともに良い影響を与えます。正視の人は視覚機能とその質を最適にし、見るストレスを緩和し、非正視と眼科疾患を予防します。弱視や視覚トラブルを抱える人は、たとえスタート時点で裸眼の視力が非常に低い、または強度の近視または遠視であったとしても、存在する潜在能力を活性化させることができます。

常に成果を期待できる

　とても視力の良い人でさえも、周辺知覚や色認識、素早い運動認識などの点を改善することができます。脳野は目的を定めたトレーニングを通して、存在する細胞や残された細胞と新たに結び付き、私たちが組織的で規則的に学び続ける限り網膜細胞でさえも分裂します。高齢になると以前のように早く生じませんが、その代わりに、より目的を定め効果的に生じさせることができます。適したトレーニングによって、長期にわたって加齢黄斑変性、アルツハイマー、認知症のような、高齢になるに従い現れやすくなる疾病を予防できると考えられています。これは、眼の分野における規則正しいトレーニングの根拠となり、それは1日に5分間だけで良く、その上大きな成果をもたらしてくれるのです。

トレーニング成果を体感しよう

　ここで紹介している全てのプログラムは、最新の知覚研究と脳研究の成果、および私が個人的に集めたものと、セミナー参加者とともに視覚機能トレーニングを行った研究において30年にわたり集めた経験に基づいています。みなさんの視覚の質と生命力にどのくらい多大な影響を与えることができるか、体験することになるでしょう。

　基礎プログラムと特別プログラムは、みなさんの外的および内的視覚（想像的視覚）能力をあわせた包括的視覚を活性化させ強化させるように、連続して構成されています。そのため、生き生きとして色彩にあふれた、具象的な夢を見るようになるかもしれません。夢の内容をより良く覚えていられるかもしれません。物事をより簡単に、具体的に想像することができるようになるかもしれません。それは、内的視覚（想像的視覚）の現象に基づいているのです。

内的視覚
(想像的視覚)の活用

　瞼を閉じて内的映像を見ているときにも、まるで外を見ているかのように眼は動いています。もし近い場所を夢想し想像すると、眼筋は近い場所に調整します。夢を見たり、具体的に想像したりすると、カーレースの観客のように、閉じた瞼の下でものすごい速さで眼が動いています。そのため、多くの人は眼が覚めると、どうして眼が赤くなって疲れているのだろうと疑問に思います。それはつまり夜の間に一生懸命夢を見ていたことを意味します。眼は夜の間に自動的に休息するのではありません。というのも、朝起きて覚えていなくても、誰でも夢を見ているからです。また、ストレスを抱えて寝ることも眼のトラブルの原因であることが考えられます。

想像力を積極的に鍛える

　本書のトレーニングプログラムでは、想像力を積極的に用い鍛えます。これが驚くべき治癒効果をもたらすことは、医療の様々な分野において知られています。例えば癌セラピーにおいてCarl Simontonという研究者は、患者に健康な細胞が癌細胞と会話をして、完全な細胞へ変わり健康な細胞となるよう、または体から消え去ることを要求するように具体的に想像するように勧めました。癌患者は眼を閉じて、抵抗細胞が癌細胞に対し正しく率直に、なぜ、なんのために治癒が重要であるのかを説明するよう想像することを学びました。想像したコミックスや映画のように、患者はなぜ健康になり、生きていくのかについて自覚するようになります。

　事実、実践した患者はこの方法を用いなかった他の患者よりも、証明可能なまでに癌に対してより多くの抵抗細胞を生み出したのです。癌は非常に複雑な推移をたどり、映像は多くの複雑な情報を含んで伝えます。それにぴったりな

たまには想像してみよう

　わたしたちは「ただの妄想でしょ」、「思い込んでいただけだった」とよく口にして、妄想が価値のないことかのように振舞います。しかし、生き生きとした想像力は活発な視覚の自然な構成要素なのです。想像力がなければ創造的であることはできず、それは子どもか大人かは関係ありません。内的視覚や具体的な想像力がないと、私たちはすでに知っていることだけを再現するしかありません。そのため、トレーニングプログラムと日常生活において想像力を活用することを推奨します。

ことわざである、「百聞は一見に如かず」は広く知られています。

映像は力強く作用する

　内的映像が元気な気持ちで「充電」されると、それは巨大な力を持ちます。視覚能力を改善し維持するために、物事を具体的で鮮やかに内側の眼で取り出すよう学ぶことができます。内的映像の力を用いて、身体、視覚野、眼においてリラックスすることや、浄化、再生、治癒過程を具体的に想像することができます。これらの具体的な想像を、力強く美しい切実な感情で充電することを学べます。例えば、初めて矯正器具なしで再びはっきりと見えることになったときに、どんなにうれしいか心に思い描いてみてください。みなさんの眼が映し出される鏡から光り輝き、その都度喜ぶ様子を思い描いてみましょう。54ページからのトレーニングプログラムでは、何度も内的映像を目の当たりにし、その導入の仕方を学ぶことができます。

本とCDでトレーニング

　第2章と3章では、日常に適した効果のあるトレーニングを紹介し、成功のために必要な全てのヒントと情報をその都度記していきます。第2章では、散見される誤りを取り上げます。それ

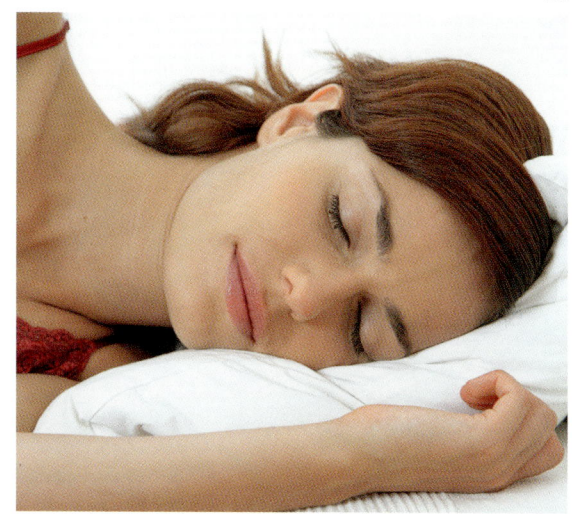

夢を見ている間、眼は忙しく活動している

らは、目的を定めたトレーニングや、日常の見かたをただ変えるだけで取り除くことができます。また、テストトレーニングも紹介し、みなさんは視覚機能トレーニングの効果を体験することができます。自ら進歩を体験することがモチベーションを上げるのに効果的であるからです。

　本書の中枢を成す5分間トレーニングは第3章で紹介します。じきにそれが皆さんの日常の一部となることを望みます。それらは三つの基礎プログラムと三つの特別プログラムに分かれています。プログラムの全てのトレーニングは付属のCDにも収録されていますので、より簡単にトレーニングすることができます。

5分間の基礎プログラム

連続して構成されたプログラムによって、見ることに参加する脳の部位全てが効果的に活性化されます。全てのプログラムはそれぞれ四つのトレーニングを含んでいます。毎日5分間実施するだけで驚くべき効果を発揮します。三つの基礎プログラム(p.54〜)は、みなさんの努力によって継続的で持続的な次のような成果を与えるよう互いに構成されています。

- 身体、眼、脳の調和した共同機能を促進
- 視力と視覚能力を改善し、それによって近視、遠視、老眼を阻止する
- 眼と視覚野の基本的な生命機能、血行、酸素と栄養素の供給、浄化と再生を促進する
- 眼を包括的にリラックスさせる

特別プログラム

特別プログラム(p.66〜)は、特定の視覚要求において皆さんを効果的にサポートします。最初のプログラムでは、眼科疾患やその予防において自己治癒力を強化するためにメディテーションを行います。特別プログラム2は、多くの時間を職場やコンピューターで作業する人が、首や眼、全ての器官を緩めリフレッシュするのを助けます。特別プログラム3は自然の中での平穏なトレーニングに役立ちます。

トレーニングの頻度

本書とCDで紹介しているトレーニングプログラムの効果は、みなさんが毎日5分間トレーニングすることで現れます。みなさんがそれぞれのトレーニングに慣れるまで、最初はもう少し時間がかかるかもしれません。

効果は持続的ですが、規則的な刺激を必要とします。これは成果を上げるために欠かせない事実です。毎日視覚野をトレーニングすると、時間とともにより良く見えるようになります。もしトレーニングをやめると効果は時間とともに後退し、脳は、再び日常の習慣が要求する「だけ」の資源を使用するようになります。朗報は、学習と新たな挑戦によって脳内に新しいシナプスとネットワークを一度築くと、常に活性化させることができるということです。これは、みなさんが一定の期間、規則的にトレーニングしなくても有効です。しかし、その域に達するまでに忍耐力が必要とされます。プランはとてもシンプルで、毎日5分間意識してトレーニングできるようになれば、多くのことを勝ち得ることができます。現在の視覚機能を維持するだけではなく、徐々に、そして明らかに改善されていきます。

量ではなく質を

もちろん時には1日に2回、5分間プログラムを実行することも可能です。しかし多くトレーニングすることが必ずしも多くの効果をもたらす

とは限りません。量のみが重要ではないのです。新たなシナプスを形成し、新たな資源を活性化させるためのトレーニングの時間は、質と集中度よりは重要度が低いと考えられます。みなさんがトレーニングの最中に体験することに対し、よりオープンで夢中になることができればできるほど、成功もより持続的なものになるでしょう。その点に注意すれば、トレーニングはさらに大きな喜びとなり、容易に継続することができます。

脳研究者は、脳が相応に刺激を受けると、シナプスが1日に1mm成長すると計算しています。ただし、何cmも離れて位置している視覚野部位もあります。持続性のある、新しい最適なネットワークを形成するには1カ月から数カ月もの間、規則正しい学習刺激を必要とすることもあります。昔からの言い伝えにあるように、「練習がマイスターを生み出す」のです。

健全な懐疑心

私が主催する視覚機能改善セミナーにおいて多大な成果を修めることができた人たちは、当初、最も懐疑的な人たちであるという経験を積んできました。それはおそらく次の理由があるように思えます。疑り深い人が実際に試し、それがポジティブな結果をもたらすと、それがすぐに驚きへと変わるようです。反対に、最初から多くを期待して始めた人たちは、期待していた

成功のためのコツ

精神的な関わりを深めることが成功へのカギとなります。そのため次の注意事項を守ってください。

・トレーニングの間は、その瞬間、何をしているか全ての感覚を使って集中しましょう。

・毎回初めてトレーニングする心構えで練習し、うまくいかない時があってもがっかりしないようにしましょう。毎日また新たに始めてください。

・矯正器具を使わずにトレーニングすることを学習しましょう。全てをシャープに見る必要はなく、もっと「見ることを体験」してみましょう。

・トレーニングの最中は、みなさんの感情、思考、感覚を認識しましょう。それらの感覚を研ぎ澄ませます。たまにトレーニングの指示とは異なっても、みなさんの中にある探究心にも従ってみましょう。

・どのトレーニングにおいても興味が感じられる間続け、退屈になったり疲れたりしたときには中止しましょう。

改善がすぐに現れないとがっかりすることが多いようです。そのため、オープンな状態で疑うことも許容してみましょう。しょっちゅう感嘆することのできる人は、より強く持続的な成長インパルスを生み出しています。

トレーニングの進め方

5分間プログラムは最小限の時間を要し、現在の学術スタンダードの範疇で最大の成果を挙げるチャンスを与える視覚機能トレーニングです。とても柔軟な内容なので、本書とCDを使って数えきれないほどの創造的な可能性が存在します。

はじめに

1歩ずつ進めるのが最も良いやり方です。まずは四つのテストトレーニング（p.40～）の学習と実践から始め、効果を実感できるまで気が向いたときに行ってみましょう。

そして最初の5分間プログラムを学びます。まず基礎1（p.54～）を1週間毎日練習してください。できるだけ常に同じ時間、例えば朝のトイレの前か後、または昼の休憩時に行ってみましょう。本書の記述を正確に読み、写真を参考にしてCDの音声とともに練習してください。短期間のうちに、トレーニングは体の一部となって、何も参照しなくてもいつでもプログラムを行えるようになるでしょう。

ワンステップずつさらに

次に二つめの5分間プログラム（p.58～）を学習し、1週間練習してください。その後、毎日基礎1と基礎2を交互に行うことで、みなさんは非常に多くの心地よい変化を体験できるでしょう。

そして三つめの基礎プログラム（p.62～）を加えます。その他のプログラムと交互に、例えば基礎3、基礎1、基礎2、基礎3、基礎1、基礎2というように変化させながら実践してみましょう。

このリズムを常に維持することもできますが、特別プログラムを興味と必要に応じて加えることもできます。これらも好きなときに追加して行うことができます。特に特別1（p.66～）については、眼科疾患に悩む場合、または予防したい希望がある場合に推奨されます。自己治癒力を活性化させることは特に眼を洗浄し、視覚器官にとって良いことを行いたい場合は役に立ちます。特別2（p.67～）は、職場で多くの時間を過ごす場合に有効です。特別3（p.73～）は、自然の中で楽しみながら練習することができます。

興味や気分に合わせて組み合わせる

全てのプログラムを習得したら、基礎プログラムの継続的な順序を守りながら、可能性と必要性に応じて特別プログラムをその間に組み込

むことができます。このやり方で視覚を全ての生命機能において最適に刺激し、視覚の流れに参加するできるだけ多くの脳の部位を常に規則的に活性化することができます。また第2章（p.28〜）のトレーニングもいつでも行うことができます。みなさんがそのような習慣に気付いたら典型的な誤った視覚習慣に対抗して作用するトレーニングを、すぐに行うことが重要です。ただし、基礎プログラムを規則的に行えば、そのような習慣はやがてなくなるでしょう。

褒めながら継続しよう

　トレーニングが成功したらいつも自分を褒めることは、役に立ちモチベーション維持にもつながります。初めてトレーニングを行ったら自分に対して特別に優しくして、トレーニングを始めたこと自体に対し褒めてあげましょう。それは、すでに最大のハードルを越えたことを意味します。

　もし7日の間に少なくとも4日トレーニングを行ったら、1週間後に褒めましょう。二つめのハードルも越えました。もし、常に規則正しくトレーニングできなかったとしても、一カ月が経過し、基礎プログラムを習得したら褒めてあげましょう。トレーニングし続けたことを褒めるのです。この時点でトレーニングがどのように作用し、一度トレーニングをしなければ何を台無しにするか理解したことでしょう。何をもって御褒美とするかは重要ではなく、褒めること自体、たとえそれが心の中で自らの肩をぽんぽんと叩くことだけであっても重要なのです。

　皆さんのトレーニングが多くの喜びと成功で満ちるよう応援しています。

練習しない方がいい場合

　いくつかの制限がありますのでご注意ください。急性網膜剥離、眼や視神経の急性炎症疾患においては特別プログラム1（p.66〜）のみ行ってください。加えて、眼をリラックスさせるために、基礎プログラム1のトレーニング4（p.57）、「パーミング」をいつでも行うことができます。不安な場合は医師にお問い合わせください。

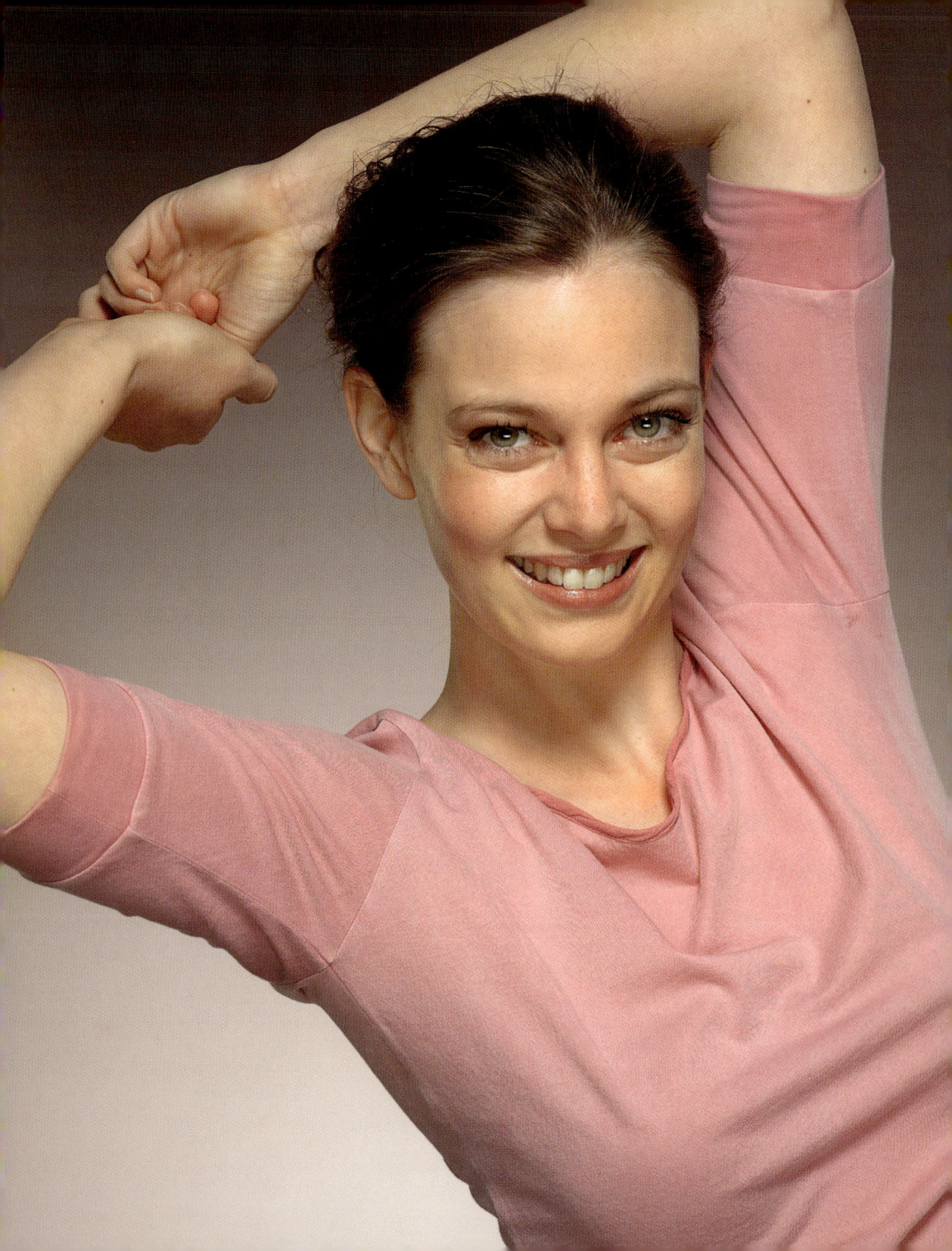

視覚を
リラックスさせ
活性化させる

この章は理論と実践を効果的に結び付けながら、

みなさんに初めての視覚機能トレーニングを体験してもらいます。

みなさんがもしかしたら行っている日常の

視覚における誤りの傾向を意識しましょう。

そして、目的を定めたトレーニングを通して

このパターンから抜け出しましょう。

さらに四つのトレーニングを試してみてください。

これらは、視覚のポジティブな変化が

実際に可能であることを示してくれます。

典型的な視覚障害に打ち勝つ

行動様式や習慣が視覚トラブルを導くことがよくありますが、それらを関連付けて考えることはあまりないようです。この章では、みなさんも該当しているかもしれない四つの主な視覚の誤りを取り上げます。でも心配は無用です。驚くほど簡単で日常に適したトレーニングで対処することが可能なのですから。

　私たちは眼で見るのではなく、眼を通して見ています。脳研究学者は、見ることの90パーセントは脳で生じていると考えています。しかし最終的には全身の血行と浄化を通して生じ、心身全てが見る過程に参加しています。多くの人が知らないことは、身体の特定の緊張や間違った姿勢がすぐに見え方に影響を与えるということです。それらは、まさに存在する時点で視覚能力の特定の制限の原因となるので、非正視や弱視へ導く可能性のある視覚トラブルそのものと考えられます。

　これから四つの視覚トラブルについての概要を説明します。矯正を導くトレーニングは必要に応じて行うことができ、いくつかのトレーニングは第3章の5分間トレーニングにも登場しますので、みなさんの日常の一部になるよう希望します。

緊張した顎と浅い呼吸

　身体には視覚と直接関わる部位があり、例えば顎もその部位と言えます。研究者が指摘するように、顎がこわばると視界が狭くなります。この関係性を生物学的に説明すると、顎と眼筋を調節する神経の間につながりがあるのです。日常的な表現で言うと、かみしめている人は、視野も狭くなっているということです。気を紛らせるもの全てをフェードアウトさせ、焦点を当てている物があるところ、前方を凝視することになります。

　逆にいえば、笑いながら周りを見る人は、オープンで信頼しきっていると言えます。視野は大きく開かれ、眼は光り輝きます。みなさんも自らの経験でご存じでしょう。噛みしめながら人生を歩む人は見てとれますし、多く笑う人もまた同様です。

笑うことは健康である

　笑うことや微笑むことは顎をリラックスさせる最適な方法です。笑うことは全ての顔筋を活発にしますが、見る機能のためにはもっと重要な意義を有しています。それは横隔膜を弛緩させ、それを通して呼吸が深くなるのです。集中して顎をこわばらせ、緊張して例えばモニターや書面を見つめている人は呼吸が浅くなっています。見る時に全身と眼の筋トーンを高めているのです。もしみなさんがモニターで仕事をし、読書をするのであれば時折笑ってみましょう。これは理由がなくても実行可能で効果的です。

鏡に向かって微笑む

効果
- 顎をリラックスさせる
- 横隔膜を弛緩させ呼吸を深くさせる

▶ 朝、バスルームの鏡の前で、早速口角を上に引っ張ってみましょう。もしそれがただのしかめ面にしか見えなくても、脳へはそれを通して「笑い」の信号が送られます。身体はそれに応じて幸福ホルモンを放出し、みなさんの気分は良くなり始めるでしょう。

ライオンのような欠伸

　二つめの顎弛緩の最良な方法も御存じだと思います。それは欠伸です。これは必ずしも疲労の現れではありません。欠伸は眼を覚まさせ、身体が酸素を取り入れる最も効果的な方法なのです。心臓が血液を使って身体に運ぶ酸素の70パーセントまでが脳で消費されます。脳のおよそ3分の1が直接または非直接的に見る過程に加わり、眼球の網膜は、脳の中でも最も血行のよい部位の一つなのです。視覚は特に酸素とエネルギーを莫大に必要とします。

　そのため私たちの呼吸は全ての生きる過程、そして見る過程の中心的なモーターと言えます。深く完全な呼吸がなくては、眼と脳はパワー不足になってしまいます。浅すぎる呼吸では、数時間のうちに視界がかすんでしまうことに気づくでしょう。そのために、欠伸反射に対してはできるだけ頻繁に身を任せ、時折深く呼吸してみましょう。

朝の欠伸

効果
- 眼を覚まさせる
- 十分な酸素を全ての細胞、つまり眼にも供給する

▶ 窓を開けてしっかりストレッチをしてみましょう。

▶ 口を大きく開いて猫やライオンのように欠伸をしましょう。

ヒント

職場では、休憩ごとに、または仕事の合間に時折しっかりとストレッチを加えた欠伸を実践

するようにしてください。その後どれだけ仕事がはかどるか、驚かれると思います。

抑えることなく

　欠伸は自律神経反射の一つであり、人に移ります。もし犬を飼っていて、みなさんが大きく口を開けてしっかりと欠伸をするのを見ると、基本的に犬もまた欠伸をします。またそれは人間同士でも起こることがあります。おそらく、この文章を読んでいる皆さんも欠伸をしたくなっているのではないでしょうか。抑えることはせず、大きく口を開いて欠伸をしてください。それは涙腺を活発にして顎と首の緊張を解き、ドライアイへの最良の予防や治療にもなるのです。

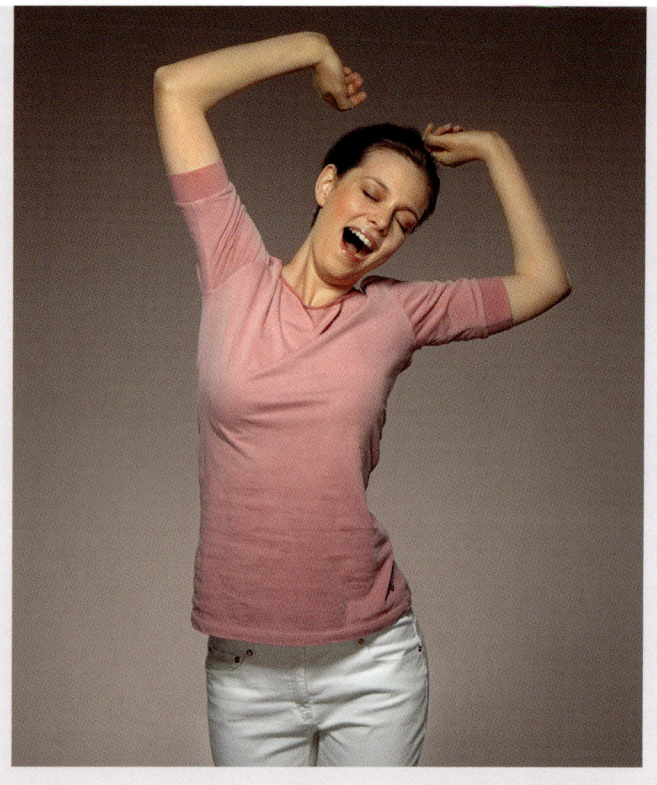

眼の潤いを維持する

　眼のまばたきは、多くの人が考えているよりも重要です。通常1分間に12回程度まばたきをします。集中して見ているときは、明らかに少なくなります。モニターで仕事をするとまばたきは1分間におよそ4回、もしくはさらに少なくなると証明されています。そのために眼が渇いてしまいます。この渇きには、意識してまばたきを思い出し、時折しっかりと欠伸をすることが有効です。欠伸によって眼は自動的に潤います。そのため、欠伸は健康的な眼のための最も重要なトレーニングの一つと言えます。眼のトレーニングでは「治療としての欠伸」といい、視覚機能トレーニングコースや、もちろん職場での休憩時間に皆に感染させることができます。この欠伸の連続は、多くの笑いを引き起こすことができます。それは涙腺、瞼、結膜、角膜、視野にとって最良な、お金のかからないセラピーなのです。もし機会があり、可能であればどこでもしっかりと欠伸をしましょう。それは必ずしも会議室や打ち合わせ中である必要はありません。

緊張し、歪んだ首

　首を緊張させ歪めることは二つめによく見られる誤りです。「狭い道」である首を通って頭部全体に血液を供給する六つの大きな血管が存在します。脳と眼に達しなければならない全ての栄養素はこの細い箇所を通らなければならず、継続的に細胞が新たに作られると生じる全ての代謝の老廃物は、この経路を通って排出されなければなりません。これら大きな血管のいくつかは頸筋の下、または直接その間を通っています。そしてまさにその上の後頭部に視覚中枢が位置しています。両視神経と眼筋を通して栄養素は眼球にたどり着き、老廃物は排出されるのです。

　慢性的に首が緊張していて、その上特に読書やモニターを見ているときに多く生じる首の歪みがあると、栄養素の供給と老廃物の排出にとって良い条件とは言えません。折り曲げられた園芸用散水ホースのように、視覚にとっては生命の水が止められていることを意味します。次に紹介する二つのトレーニングはそれに対抗し、日常において自ら常に「黄金の糸」を活発にさせることを内在化させるでしょう。

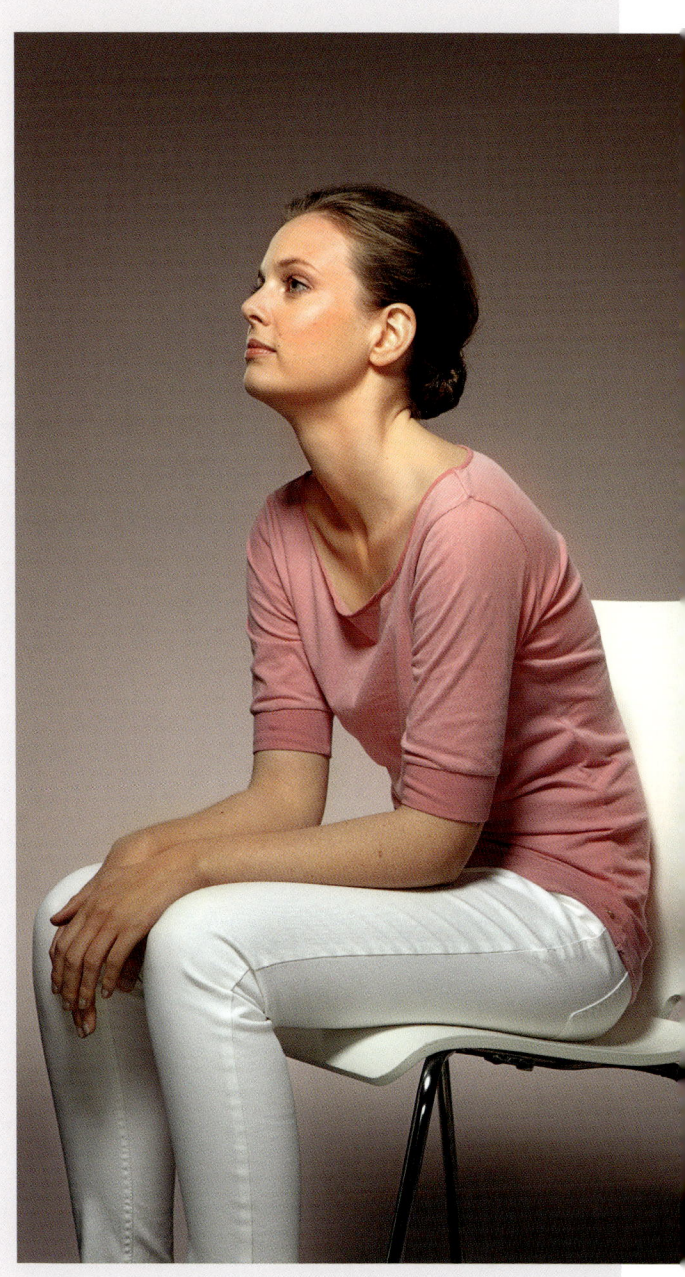

視覚をリラックスさせ活性化させる／典型的な視覚障害に打ち勝つ

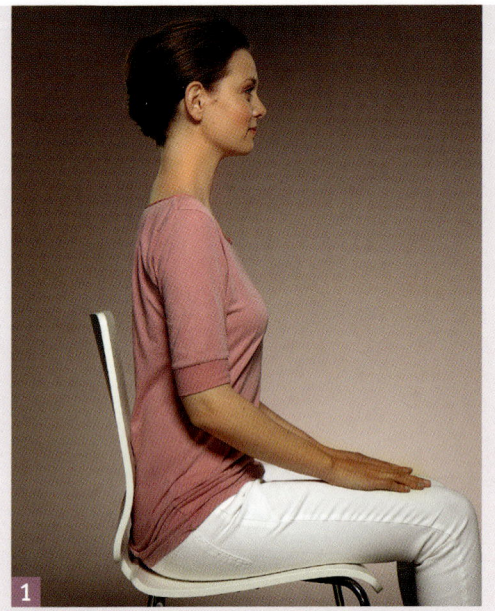

黄金の糸: 王の姿勢

効果
- 首を伸ばす
- 頭部と眼からの血行を改善する
- 見晴らしを良くする

▶ 後頭部の最も高い箇所に固定されている黄金の糸を想像してください。それは天井まで、または空まで達しています。指で頭頂の頭髪を触って優しく引っ張り、頭部のどこにこの糸が固定されているか感じるようにしてみましょう。

▶ 次に、この糸をまっすぐ起こしてみましょう。後頭部は天井に対して伸び、顎は胸骨に近づきます。肩はリラックスして深く沈みます。頭部は空中に浮き、首は解放されます。 1

王の姿勢で見る

王の姿勢と黄金の糸をイメージすることは、視覚にとって最適であると言えます。この二つの用語については、本書とCDにおけるトレーニングプログラムでも頻繁に言及しています。というのも、5分間プログラムにおける成功のためには、首が真っ直ぐで解放されていることが非常に重要だからです。そのようにしてのみ、酸素と栄養素が十分に脳と眼に到達し、加えて視覚器官における老廃物が常に除去されるのです。

どの栄養素が視覚にとって特に必要であるかは38ページ以降を参照してください。ただ、きちんと理解していただきたいことは、好きなだけ人参や眼に良いとされる栄養サプリメントを摂取しても、緊張して歪んだ首では、栄養素の一部分のみしか眼に影響を与えないということです。

王・女王の挨拶

効果
- 視覚にとって最良の姿勢をトレーニングする

▶ 椅子かスツールの上で、いくらか座面の前に移動して、背中が直立し背もたれにつかないようにしてください。もし可能であれば、大腿と下腿の角度が直角になるよう座面の高さを調節してください。

▶ 後頭部から上に引っ張られる黄金の糸を想像してみましょう。肩は下げます。

▶ みなさんは王か女王で、熱狂する人々の中を馬車で通り過ぎていると想像してください。右手を挨拶のために持ち上げ、堂々と微笑みながら頭部、上半身、視線を右へ回転させます。次に、左手を挨拶のために持ち上げ、品位を保ちながら左に回転させます。そのように右と左へ交互に、合計8回挨拶をします。 2

▶ 今度は民衆を想像せずに、欠伸をしながらしっかりストレッチをしてトレーニングを終了します。

歩行時の「杖」としての眼

そのように認識している人は少ないと思われますが、三つめの誤りも広まっています。通常、身体は耳にある平衡器官と視覚から得る情報を通してバランスを保ちます。そのため凹凸のある地面を歩行しながら、同時に別の方向へ鳥が飛ぶのを眼で追うことができます。その際に倒れることは通常ありません。眼の運動を調節することは、身体のバランスを保つことから独立した生まれつきの機能です。私たちは、眼で床との距離を常時測らなくても、問題なく登り、階段を上がることができます。目測することは効率的ではなく、進化は常に効率性に基づいて進んできました。

しかし、多くの人が異なるパターンを発達させました。つまずかないために、足がきちんと位置しているか常時眼で見て確証を得ています。つまり、歩行時に眼に頼って、眼を杖として用いているのです。しかし、それは元々必ずしも眼の機能ではありませんでした。それは見え方も変化させ、眼でバランスを保つ人は詳細なことに固執して、そのために全体的な視点を失っています。見ることが阻害されているのです。

「何」と「どこ」モード

詳細な情報と周辺の景色を常に伝えるという課題に応じるために、視覚は焦点を定めた詳細な観察（中心窩視覚）と周辺知覚（網膜視覚）を

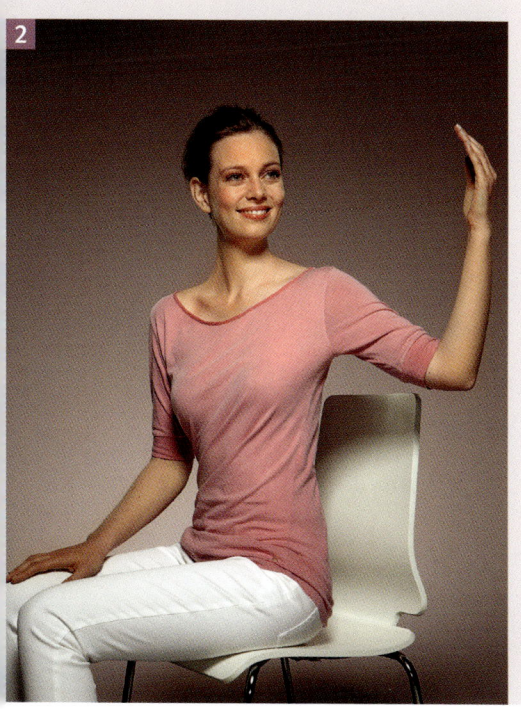
2

常時交互に行う必要があります。これら二つの見方は様々な脳の部位が関連しています（p.9〜参照）。

網膜全体で、横も広く認識される情報は、他の全ての感覚と協力しながらその都度身体にどこにいるのかという情報を与えます。それに対し、中心窩視覚では視力が重要となり、焦点の中心に合ったものをすぐに視覚記憶と結び付けます。この「あれは何？」というモードにおいては、他の全ての感覚よりも、よりわたしたちの眼を信頼します。しかし、もしわたしたちが次に「何」モード、つまり中心視力を、進化上「どこ」モード用に調節された空間認識に用いると視覚はバランスを失います。私たちの平衡感覚は情報源、すなわち横の周辺知覚と全ての視覚印象の結び付きを失うのです。

特に視覚矯正器具に慣れた人にとって、眼鏡やコンタクトレンズを装着せずに凹凸のある地面を歩くことは、つまずく不安があるのでほとんど不可能です。彼らは視覚の「何」モードを、眼で距離を推測して確認するよう学んでしまいました。しかし、本来は網膜視覚である「どこ」モードが担う機能なのです。このような人たちは、例えば「なんて素敵な風景だろう」と思うかわりに、「転ばないためにどこを歩こうか」と常に眼で問い続けているのです。

二つの見方のバランスを取り戻す

歩行時に眼で確認することは、本人にとっては安全性を得ることと同意義となります。つまり、常に正確にはっきりと見ることができないということは不確実性を意味します。しかし、眼で確認することは、凝視や眼と首の運動の制限や、狭い視野、周辺知覚の減少を強制的に導きます。そして中心視力が脳の「どこ」モードと「何」モードに関する情報を同時に供給しなければならず、このダブルの負荷に苦しむ結果を必然的に生じさせます。非正視者はすなわち矯正器具に二重の意味で依存することになります。

二つの見方のバランスを再び取り戻し、矯正器具からの依存を緩和させ中心窩で見ることを和らげるためのびっくりするほど効果的で簡単な方法は、瞑想しながらの歩行です。まずは慣れている場所でトレーニングをするのが最も良いでしょう。トレーニングを重ねれば、未知の場所でも行えるようになります。

瞑想しながら散歩

効果
- まなざしをリラックスさせる
- 感覚を鋭くする
- バランス感覚を学ぶ

▶ 近くにある自然の中や公園で散歩をしてみましょう。後頭部から立ち上る黄金の糸（p.32参照）を想像して、散歩中も意識し続けましょう。

▶ しばらくの間、周辺の色と形態に注意して、風や太陽、でこぼこの地面を感じるようにしましょう。香りと音も感じてください。

▶ 歩いている環境が心地よく安全だと確認できたら、眼を閉じてゆっくりと数歩、スローモーションのように続けて歩いてみましょう。そして眼を再び開けます。これを数回繰り返してください。もし二人でいるのであれば、もう一人に手で導いてもらい、眼を数分間閉じたままにしてみましょう。眼を再び開けるときの新鮮な知覚をその都度楽しみましょう。

ヒント
もし非正視であれば、矯正器具なしで瞑想歩行が可能かどうか試してみるべきです。瞑想的な眼の散歩トレーニングのバリエーションについては、75ページの特別プログラム3で紹介しています。

凝視している眼

　眼があまり動かず集中して見ていることを凝視といいます。これは四つめの誤りで、必ずみなさんも経験があり、他の人がしているのにも気付いたことがあると思います。凝視している眼は、運動が欠如しているので涙膜を減少させ、光反射を示さないので輝きません。

　皆さんも一度鏡の前で眼を見てみましょう。光り輝いていますか。それともどちらかというと疲れてくすみ、空虚に見えますか。その場合は、どの程度凝視しているのか確かめましょう。しかし心配はいりません。凝視に対しても対処法があります。凝視に対するトレーニングの仕方について説明する前に、まずはっきりと見ることについての情報をいくつか学びましょう。

はっきり見るための過程

　通常、私たちは眼の多くの小さな運動を通してはっきりと見ています。何かを焦点に捉え、不断で振動する眼筋のふるえ、固視微動によってはっきり見ることが成り立ちます。ただし、私たち自身はそれをほとんど感じることはできず、観察する人にとってもほとんど目視できません。固視微動には次の種類が存在します。

▶ **サッカード・フリック**：ヒトの身体の運動の中で2番目に速いもの。1秒の間に2回から12回までの小さい、また大きな直線的な飛ぶような動き。

▶ **ドリフト**：中断されない小さな滑らかな運動。

▶ **トレマ**：1秒間に50回までの痙攣的な運動。ヒトの身体で最速で最小の筋運動。

▶ サッカード、ドリフト、トレマの運動を通してのみ、脳は眼から明確なシグナルを受信し、はっきりとした画像にまとめることができます。見る過程がどのくらい素晴らしく複雑なのか、ここでも印象付けられます。

凝視は力ずくの行為

　凝視のときに、私たちは眼を緊張させ、ぎゅっと締めつけているかもしれません。私たちは見た物を全体的に捉えようとします。それは懐

中電灯の光を大きめに設定するようなものです。この大きな注意力が及ぶ範囲の全体像が、凝視する視線によって捉えられ脳に伝達されます。黒板の文字、モニターのアイコン、一般道の地名標識、高速道路の案内標識などが挙げられます。その際、まばたきですらすでに情報流動性の中断を意味します。そのため、凝視ではまばたきしないか、ほんの少しまばたきするだけとなってしまいます。本来の自然で痙攣的な眼の運動は疲れてしまい、最も視力の良い箇所の錐状体はレモンのように絞られます。

しかし凝視の遅くても80ミリ秒後には、網膜はこの箇所からほとんどシグナルを発信せず、画像は不明確になります。これがしょっちゅう起こると、もう二度とはっきり見えなくなるのではないかと考えてしまいます。そのために眼鏡ショップや眼科医を訪れると、眼鏡を与えられることがよくあります。凝視する習慣を眼鏡のレンズを通しても維持してしまうようであれば、さらに強い度数が必要となることを意味します。

54ページからの全てのトレーニングプログラムは凝視に対しても有効です。このトレーニングを行えば大丈夫でしょう。特に読書の際、緊張して凝視するまなざしを避けるために、さらに次の簡単なトレーニングを行うことが可能です。

白い絵の具をイメージする

効果
- 視線をリラックスさせる
- 視力の訓練

▶ 読書中も時折休みましょう。鼻の先に細い筆が固定され、その毛先が本の文字に達しているよう想像してください。

▶ 文字の周りを想像上の絵の具で、読む方向とは逆にまずは一行「塗り」ましょう。そしてさらに細い筆で読む方向に沿って、さらに明るい色で文字の内側を塗りつぶしましょう。

▶ 最後に手のひらでしばらく眼を覆いましょう。50ページから紹介する「パーミング」です。

光り輝く眼

眼筋のミクロ運動を通して観察者の眼に素早い光反射が生じ、それが眼をきらきらと輝かせています。輝く眼は、注意深く心から見ているということを示します。研究者は2007年に、この素早い眼の運動の数と周波数が、認識を割り当てる脳の部位を活性化させることを発見しました。私たちが何かにより興味を示すと、無意識のうちに眼のミクロ運動を通してより詳細に見て調べるのです。その際、脳から眼へのフィードバックを通して、光の屈折率が最小限に調整されます。それはあたかもプロジェクターでさらに正しい距離に設定するかのようだと例えることができます。

生物的視力は、私たちが眼の焦点を合わせて

最も視力の強いポイントを向ける、精神的興味を抱く対象物の細部に導かれます。私たちが誰かの眼を見つめると、次のことを直感的に感じとることができることを研究が証明しました。つまり、相手が見ていることに注意力、興味、情熱を注いでいるかどうか、私たちは見て分かるということです。それともその人は虚空を見つめ、何か他のことを考えているのでしょうか。私たちは、どの程度眼が光り輝いているかでそれらを認識するのです。

トレーニングのときには

　第3章のトレーニングを行う際は手鏡を用意しましょう。トレーニングの前後、手鏡で眼を見てみましょう。トレーニング前は疲労と消耗が見て取れますか。5分間プログラムの後は、よりはっきりと光り輝いているでしょう。

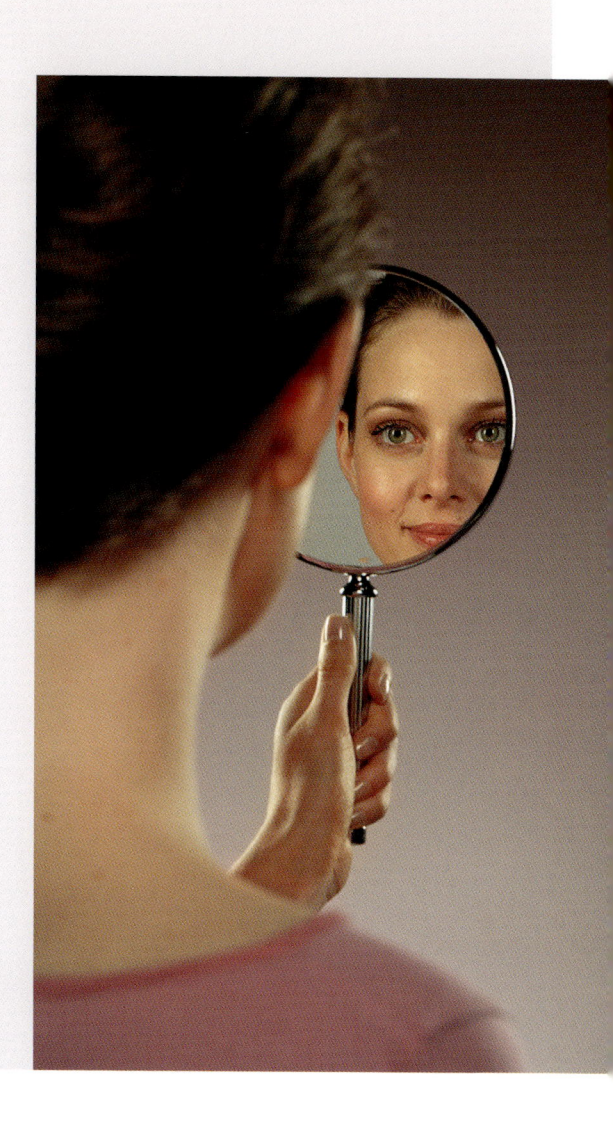

アドバイス:
眼によい栄養素

　眼と脳は、体重のおよそ2パーセントにしか達しませんが、安静時でさえ栄養から吸収されたエネルギーの4分の1以上を消費します。ストレス下や高い視覚要求下ではより多い栄養を必要とします。例えばディスプレイ業務ではビタミンAの必要性はさらに高まります。モニターのような光源を見る際には、網膜の杆状体と錐状体の視覚色素は早くに減少し、素早く新たに作られなければなりません。そのためにビタミンAが必要とされるのです。夜明けでは杆状体が活発で、それは弱い光においても最大稼働しています。そのためには多くのビタミンAに加え、他の栄養素、ミネラル、二次植物素を必要とします。

良く見るために最良の質を

　重要なのは摂取する栄養素の量だけではなく、生物的活用性も重要です。これは合成された栄養サプリメントよりも自然食品の方が優れています。そして、頚部という狭い道を通る血管網によって、消費されるべきところに届けられなければならないことを忘れてはなりません。それは脳の視覚中枢と眼球の中です。頚部が慢性的に緊張していると、血行と栄養素供給は不十分なものとなります。健康的な栄養素供給と、本書にて説明している眼と首のためのリラックス・弛緩トレーニングを組み合わせることで、最適な視力への最も良い道を歩むことができるでしょう。

お勧めのジュースとスムージー

　ときには眼のために十分なビタミンA摂取に特に気を配りましょう。本格的な「眼のためのジュース」は自然食品の品質で完成品を購入することもできますし、自ら作ることもできます。特に適しているのは100パーセントの人参ジュースか、それにリンゴをミックスしたもの、またはニワトコとリンゴジュースをミックスしたもの、人参、セロリ、リンゴジュースをミックスしたものもお勧めです。脂溶性のビタミンAをより良く摂取するためには、非加熱抽出した植物油を数滴たらすか、砕いたナッツを少量加えることが効率的です。

　さらにお勧めなのはスムージーです。1人分のレシピは、スープ用の野菜（例えば小ぶりの人参を2本か3本、セロリー切れ、パセリ

よい補給を

　職場にお勧めなのは、半日のディスプレイ業務につき、1本から2本の人参を摂取することです。ビタミンAを摂取するためにヨーグルトのディップや、可能な限り無農薬栽培のヒマワリの種を片手にのる量、一緒に食べることをお勧めします。

水が必要なのではなく、特に毒素や老廃物の輸送のために必要としているのです。

　1日に少なくとも2リットル、ストレスがあるときは3リットルの水が必要です。浄水器を通した水道水か、水道水をそのまま、生姜を薄切りにしたもの1枚か2枚と一緒に沸騰し摂取するのがお勧めです。そのようにして消化を促し、眼のトレーニングと組み合わせることによって、長期的に白内障、緑内障、加齢黄斑変性を防ぐことができます。炭酸入りや炭酸なしのミネラルウォーターも同様に適しています。眼科疾患においてはクナイプ療法のような療養水を用いることも有意義かもしれません。自然治療師にアドバイスを求めることも可能です。

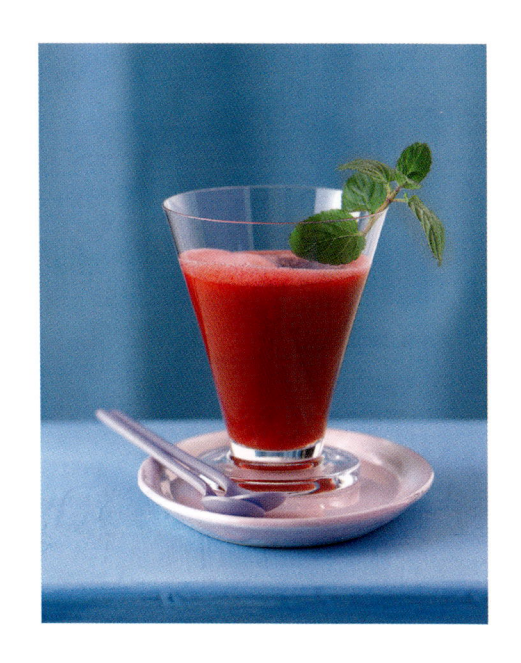

少量)、そこへウイキョウ一切れ、赤カブ一切れ、季節のレッドベリーを片手に一杯程度(例えばニワトコの実、フサスグリ、ビルベリー、イチゴ、ラズベリーなど)をミキサーに入れます。そこへ小さじ一杯の非加熱抽出した好みの植物油、そしてハチミツが好きな人はそれも少量加えます。このスムージーは間食にとても適しています。

水で効果的に浄化する

　また、不必要な物質の輸送も身体の健康には重要です。眼、視覚路、脳でも起こる、細胞の新たな生成と枯死によって生じる新陳代謝の老廃物を浄化するのに重要なのは水です。私たちは第一に身体のミネラル供給のために

取り入れたい習慣

　朝食の紅茶かコーヒーに加えて、1リットルの水に新鮮な生姜の薄切り1切れを入れて15分間沸騰させましょう。その生姜水を温かいまま、または冷やして水筒に入れて外出先に持参しましょう。そして、すぐ手に届く場所に水筒を置いてください。

四つのテストトレーニング

定期的に何かを練習することは、経験から言っても難しく感じられることが多いでしょう。歯磨きのように、この練習に慣れることが理想的です。ただし歯磨きと同様、その効果について心から納得して初めて習慣化されます。この章の四つのテストトレーニングを通じて、規則的な眼のトレーニングの重要性を自ら体験することができます。

ここにまとめているテストトレーニングは、本書で取り上げている多くのトレーニングと同様、実行した直後に作用し始めます。つまり、苦労してトレーニングして一定期間後にやっとトレーニングの効果が現れるかもしれない、ということはありません。トレーニングの成果は多くの場合すぐに感じることができるでしょう。

すぐに成果を挙げる

トレーニングを通して、視覚のために用意された脳の資源を活性化させます。これは眼の中まで作用し、体験した視覚の質を直接変化させ改善させます。このトレーニングプログラムの糸口は、視覚の再生と成長のために存在する身体と脳の個別の潜在能力を、トレーニングですぐに活性化させることにあります。これは時間の節約にもつながります。なぜならトレーニングの時間は、みなさんがトレーニングで発見し体験するためのオープンさと好奇心より優先されるものではないからです。さらにこれは持続的で、成果は長期間にわたって維持されます。

実感してみましょう

5分間プログラムを体験するために、四つのテストトレーニングを14日間規則的に行うとしましょう。それは多大な苦労は伴いませんが、もしかすると喜びももたらさないかもしれません。しかし、それを通して飛躍的に改善された視覚の質を体感できるでしょう。コントラストが明確になり、色彩も輝きより色合いに満ち、色の許容差と暗闇での視力も改善され、視野も広がりアイコンタクトも和らぎ満ち足りたものになり、可動的な眼によって矯正器具の装着に関わらず視力がより繊細になります。

通常眼鏡やコンタクトレンズを装着している人は、四つのトレーニングによって、それらの依存性が数週間のうちに明らかに減少することを確認できるでしょう。ただし、どの視覚トラブル

も容易に乗り越えられるわけではありません。精神的な原因による眼科疾患は、精神的治癒を必要とします。そして遺伝による眼科疾患や弱視も和らげることはできますが、完全に治すことはできません。しかし、自らの疾患に親身に付きあうことは、可能性のある回復へすでに着手したことを意味し、自己治癒力を最適な方法で解放することにつながります。

トレーニングにおける注意点

　できるだけ矯正器具を使わずにトレーニングしましょう。効果はその方が大きくなります。気分がすぐれなくなったらトレーニングを終了しましょう。もしトレーニングですぐ効果が現れず、納得できる効果が生じなくてもがっかりしないようにしましょう。もしかするとその時点では緊張し、他のことに気がとられ、またはただ単にあせっているのかもしれません。それは知覚を阻害します。リラックスした別の機会にまたチャレンジしてみましょう。

テストトレーニング1:
より広く見渡す

　この最初のテストのためには少し準備が必要です。右の写真を参考に、ハサミで紙を楕円形に切り取ってください。可能であれば片面が黒色、灰色、または茶色の厚紙を使ってください。

そして絆創膏か養生テープを輪の形にして、紙を額に貼り付けましょう。

パノラマビュー

▶ 快適な状態で直立し、黒い面を顔に向けて台紙を縦になるよう額に貼ります。

▶ 近くにある台紙を凝視するのではなく、暗い色のグラスを「通り抜けるように」見ましょう。その際、両手を台紙の左右に挙げ、指でくすぐるような素早い動きを行いましょう。 **1**

▶ 前方のみを見て、左右を見ないようにしましょう。驚いたときのように眼を見開いてください。にこにこと笑うと、頚筋を緩め視野を広げます。そしてまばたきを忘れないようにしましょう。

▶ 両手を左右で交互にくすぐる動きを行う間、8回呼吸をしましょう。

▶ 台紙を額から取り、90度回転させ幅広い

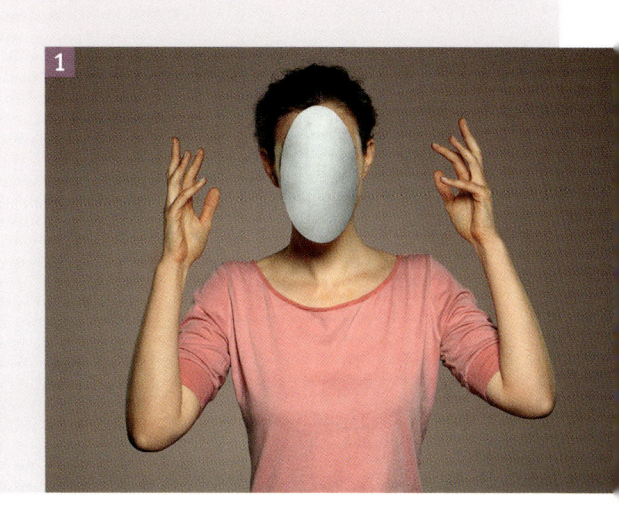

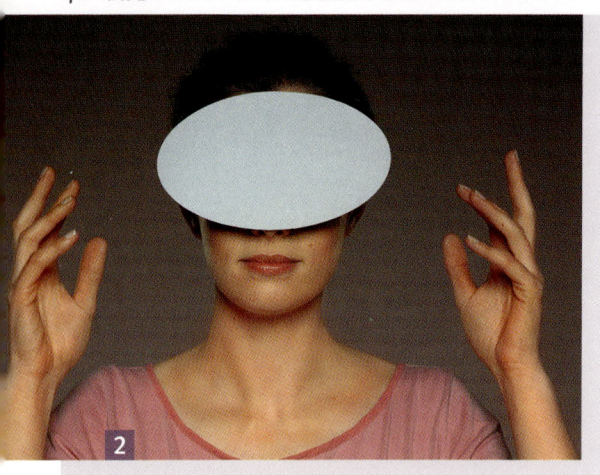

部分が眼の前に位置するよう新たに貼ります。再び前方を見る間、手指は遊ぶように素早い運動を左右で行います。2
➤ 眼を驚いたときのように広げ、顎は緩めます。8回呼吸する間トレーニングを続けます。
➤ 台紙を取り外し、最初のように再び縦長にして額に貼りましょう。違いを感じますか。台紙がいくらか細くなったように感じられますか。
➤ 台紙を完全に取り外します。両手を互いに擦り、水を汲むような形にして閉じた眼の前に当てます。8回落ち着いて呼吸する間、眼をリラックスさせましょう。

なぜこの効果が生じるのか

トレーニングの終わりには、額に貼った台紙がトレーニング開始時よりも明らかに細くなったように見えます。どうしてでしょうか。この効果を説明するためには、眼と脳の機能についてより深く掘り下げる必要があります。

中心への焦点

周辺視野にある杆状体細胞は、その場所に存在する数少ない錐状体とともに素早い運動と光反射に反応します。暗闇での視界では、錐状体なしで杆状体のみが働きます。視界の中心に位置する錐状体はシャープさとコントラスト比、色彩を見分けます。

これら異なる刺激の処理には、二つの脳部位が関わっています。トレーニング開始時は、この脳部位活動の比率は90:10でした。つまり、注意力の90パーセントは視野の中心の視力に向けられ、10パーセントは周辺部位の素早い運動と光反射に向けられていました。

活発な周辺部位

トレーニングの終了時には、周辺部位が担う脳の知覚領域をできるだけ活性化させて「目を覚まさせ」、恐らくその関係は70:30にまで達していると考えられます。みなさんの注意力を中心から離し周辺領域に移動させたことによって、脳はそこで多くの情報を集めます。周辺知覚のスイッチが入れられる、別の言い方をすると馬が装着する遮眼帯のようなものが取り払われたのです。それを通して、台紙によって隠されていた中央が、最後にはより細くなったように感じられるのです。脳部位の活動を通して、知覚が拡大することがどのくらい早く進行するかお分かりいただけましたか。

パノラマビューは何に効くのか

　もしこのトレーニングの後に暗闇の中で自動車を運転する必要があると、きっとより良く見えるようになっているでしょう。なぜなら、周辺網膜部位にある杆状体は夜間の視界も担っているからです。視野の中心にある錐状体では、明るく照らされている物しか見ることができません。みなさんの視野は開かれ、左右の車道の動きをより良く知覚でき、全体としてより安全に感じることができるでしょう。

　そして、明るいうちに自然の中を散歩する場合においても、全ての感覚が研ぎ澄まされていることでしょう。何かがどのように動いたり通り過ぎたりするのか周辺視野で見ることを通して、頭部の回転のための運動インパルスが解放されるので、みなさんはより左右を見ることになります。これもまた進化上の生存のためのプログラムと言えます。私たちの眼は並列に位置していることで、空間の小さなディテールを整理して両手で器用に行動することができます。ただし、眼が大きく左右に位置しているニワトリとは異なり、私たちの空間認識はより制限されています。それでも、ほとんど耳の高さの外側に生じる運動反射と光反射を認識すると、素早く頭部を回転しはっきりと認識することが可能になります。危険または獲物が存在しているでしょうか。このためにも、私たちの先祖にとっても優れた周辺視覚は生き残るために重要だったのです。

周辺視野の日常における利点

　周辺視野を常に広く開くことは多くの利点を含んでいます。側面における多くの運動反射と光反射をできる限り知覚することを通して、頭部を頻繁に動かし、前方を凝視することが減少します。そのようにして頸部は緩み柔軟性を維持させ、歪むことなく後頭部における視覚中枢の血行も改善されます。明度の分類や色の陰影も良くなります。世界が色合いの豊かなものになり、視野も広がり暗闇の視界も良くなります。周辺視野を活性化させることに意義があることが理解できるでしょう。

テストトレーニング2:
色彩を帯びた残像

　このトレーニングでは、本書の見開き表紙に掲載されているカラーパスカードを使います。

スポーツにおける広い視野

　例えばサッカーにおいて、広い周辺知覚を有す選手のみが、左右にいるチームメイトと対戦選手を同時に認識し、そのようにして味方の走行方向に重要なパスを蹴ることができます。

カラーバス

➤ 王の姿勢（p.32）をとりましょう。見開き表紙の左側にある色のついた面を前方にかざし、凝視するのではなく、色のついた牛乳コップを通すように柔らかく見てください。

➤ 息を吸うときに、驚いたように眼を開いてください。奥深くまで見て、色のついた部分の縁や中央から、眼を通して色彩の最も美しいパーツを吸収するように想像してください。1

➤ 息を吐く間、頭の中に浮かぶ映像や思考を色の中へ流し入れましょう。そうしてこれらは徐々に雲のように空へ溶けていくか、いつの間にかカードの奥深くへ完全に消えてしまうでしょう。

➤ 8回呼吸する間、色を見つめましょう。時折まばたきをしたり、微笑んだりしましょう。

➤ そして、そこにあるクッションの上に視線を置くように、グレーの面を見つめてみましょう。何が見えて何が体験できるでしょうか。残像が写りますか。残像が完全に消えるまでグレーの面を見つめてください。

➤ 最後に両手を互いに擦り、閉じた眼の前にかざしてください。8回呼吸する間、眼をリラックスさせましょう。

残像現象

グレーの面に色彩が見えましたか。それは緑色や青色が強いターコイズブルー色（シアン色）

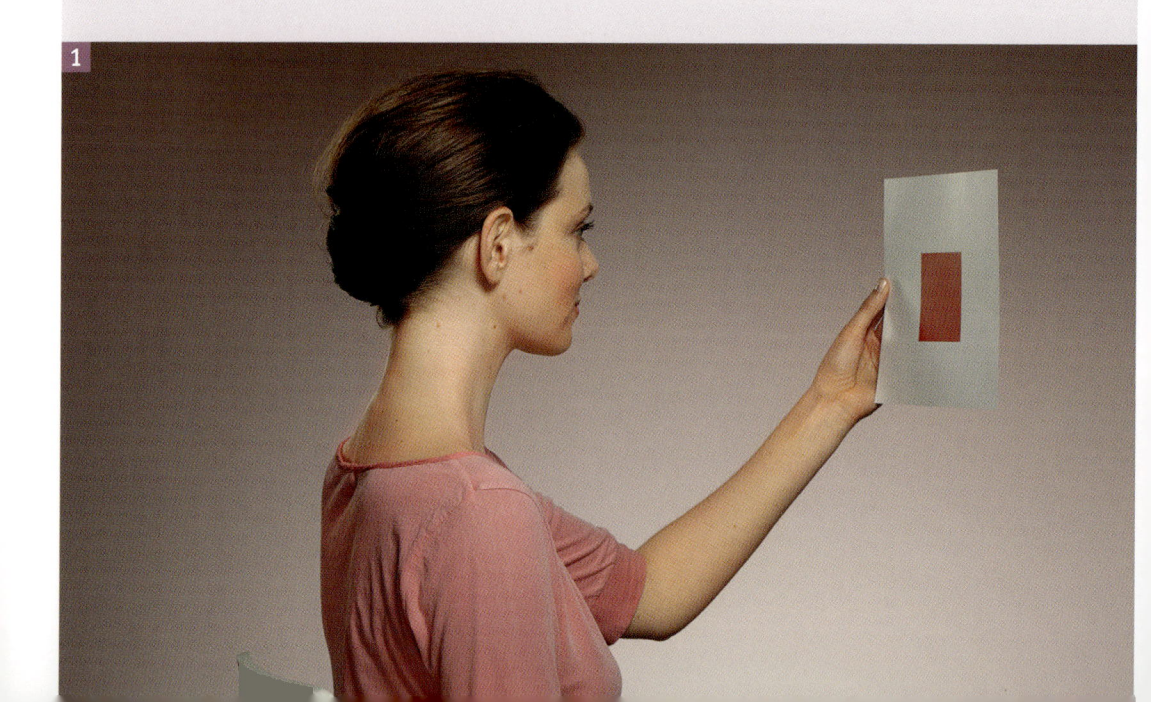

でしたか。もし見えなかったとしてもがっかりせずに、また別の機会に試してみてください。リラックスした眼のみがこの効果を生み出すので、みなさんの眼はその時点でリラックスしていなかったのかもしれません。

　色彩を帯びた残像について、ゲーテは視覚の原始的な現象だと名付けています。眼自体は、最も美しく認識される色とみなされるこの内的色彩を「生産」します。正確に述べると、色彩認識が最初に生じる場所である脳がそれを生産しています。杆状体はどの色彩にも同様に反応し、色ではなく、明るいか暗いかのみ判断することができます。そのため「夜に見る猫は全て灰色」なのです。しかし、三つの異なるタイプの錐状体が存在し、それらは異なる可視光線に反応します。一つは長波長(赤、橙)に、一つは中波長(黄、緑、ターコイズブルー)に、一つは短波長(青、紫)に反応します。脳はこれら三つの異なる錐状体タイプの入力信号を互いに継続的に比較し、そのようにして数えきれないほどの色彩を算出します。これは、私たちの先祖が、熟した果実と熟していない果実を素早く見分けるために発展させたと思われる、進化上のプログラムだと考えられています。

バランスのとれた錐状体の使用

　みなさんが長い時間赤い面を見つめると、「赤錐体」は永久的に脳へ入力信号を発し、「緑錐体」と「青錐体」はそれぞれ弱く、または全く発しません。この推移において、赤錐体は保存していた視覚色素を次第に完全に消耗し、他の二つの錐状体はまだ色素を維持しています。三つの錐状体がそのエネルギー状態を常に互いに均す性質も、進化上のプログラムに属していると考えられています。もし赤錐体が枯渇すると、青錐体と緑錐体もまた空になり、たとえ外でその色が見えなくても脳は相応する色彩を生産します。三つ全ての錐状体は同時に完全に再生され、脳に対する一律の感光度と送信機能状態を保ちます。そうして再び準備が整います。

補　色

　色素を消費していくなかで、脳の色彩視覚中枢では対比色、またはゲーテがより詩的に表現した「調和色」の認識が作動します。トレーニングではグレーの面を見つめます。なぜなら、見ていた色と脳において作られた補色の産物だからです。そのため、グレーの面では残像を特に印象的に見ることができます。

　私たちにとって美しく見ることは、一つの重要

色覚異常

　これは、二つの錐状体のみが入力信号を伝達する異常が生じる視覚障害のことです。そのため、特定の色彩の判別ができず、例えば赤色と緑色が茶色として同じように認識されてしまいます。

な機能を満たします。それは、私たちの視覚中枢がこの残像効果とともに精力的に消費と再生の間を行き来することで、視力は平衡を保って、三つ全ての種類の錐状体が十分そのための「原料」を有することにつながり、常に全ての色彩を見ることができます。

カラーバスはなぜ効果的なのか

みなさんが規則的にトレーニングを行うと、網膜における新陳代謝を促します。どの色でも前述した方法で一定の時間見つめると、みなさんの脳はそれに属する「調和色」を生産するように指示されます。そのため網膜の新陳代謝は加速します。視覚細胞は脳へ強い信号を送り、再生をより強めます。

みなさんが残像を見ることができなかったり、ほんの少ししか見えなかったりしても、この効果はおのずと生じます。そのため最初に見ることができなくてもがっかりしないでください。いつか、突然見ることができます。みなさんが一生懸命になっても、この効果を「作る」ことはできません。反対に、みなさんがリラックスしてトレーニングを「何が起こるかまあ見てみよう」といった気持ちで行うと、発生確率がずっと高まります。そしてときには発生までに時間がかかることもあります。

カラーバスの長所

毎日2回ずつこのトレーニングを行うととても効果的です。そして一定期間十分なビタミンA、例えば毎日グラス1杯の人参ジュースと手のひらいっぱいのヒマワリの種を摂取するとより効果的です。これらは多くの二次代謝産物と抗酸化物質を含んでいます。1週間から2週間の間に、色彩をよりくっきりと見ることができるようになり、光と影の陰影に対してより敏感になり、毎回発見する多くの色彩とその違いに驚かれるでしょう。美術館の絵画や自然を全く違う眼で見ることができるようになります。異なる明度の中で、色彩を意識して知覚できるようにもなります。さらに、カラーバスによって網膜の血行と浄化を促進し、この部位のトラブルを予防します。そして視覚を通して脳の創造的な部位を刺激し、もしかすると絵を描きたくなり、写真を撮りたくなるかもしれません。視覚を活性化させることには、多角的な意義があることがお分かりいただけるでしょう。

ヒント

カラーバスをトレーニングするときは、本書に付属されているカードの色だけではなく、異なる色でも行ってみましょう。どの色も独自の色調を有しています。それぞれの残像の質に驚かれると思います。これは同じ色でも毎回異なり、時間とともにより美しく生き生きと見えるはずです。

テストトレーニング3:
はっきりと見る

　本来のトレーニングを行う前に、まず驚くべき視覚効果の一つを体験してみましょう。右の写真のように、片手の人差し指と親指でとても小さな穴を作ってください。その穴を通して、それまではっきり見ることのできなかった離れた場所、またはとても近い場所を見てみましょう。突如はっきりと、もしくは少なくともよりはっきりと見えることに気づきましたか。

なぜこの効果が生じるのか

　ヒトの視覚は、できるだけ広い周辺知覚と可能な限り細部にわたる知覚を結び付けようと常に努力しています。これは、透明な角膜と透明の水晶体がそれぞれ窓として、また凸レンズとして機能していることで成り立ちます。眼に降り注ぐ光の一部は角膜と水晶体の屈折力を通して眼の後ろにある特別な箇所、8ページですでに言及したように中心窩と言われる細部情報のための素晴らしい解像力を持つ場所に束ねられます。光の他の一部は屈折することなく透明な組織構造と瞳孔を通って一律に網膜面全体に行きわたり、最適な周辺知覚を保証されます。つまり、角膜と水晶体には二つの光学性質、光を屈折させ、透過させる性質が同時に存在するのです。

　ヒトの視野を大きなミュージカルの舞台と比較すると、透過は舞台全体の知覚、つまりパノラマ・ビューを一度に可能にし、光線を束ねることは、主役を際立たせ、輝かさせる明るいスポットライト、つまりフォーカス・ビューを可能にします。この二つの様式の間を脳の視覚機能は常に行ったり来たりしています。みなさんも34ページの「何」モードと「どこ」モードが話題に挙がっ

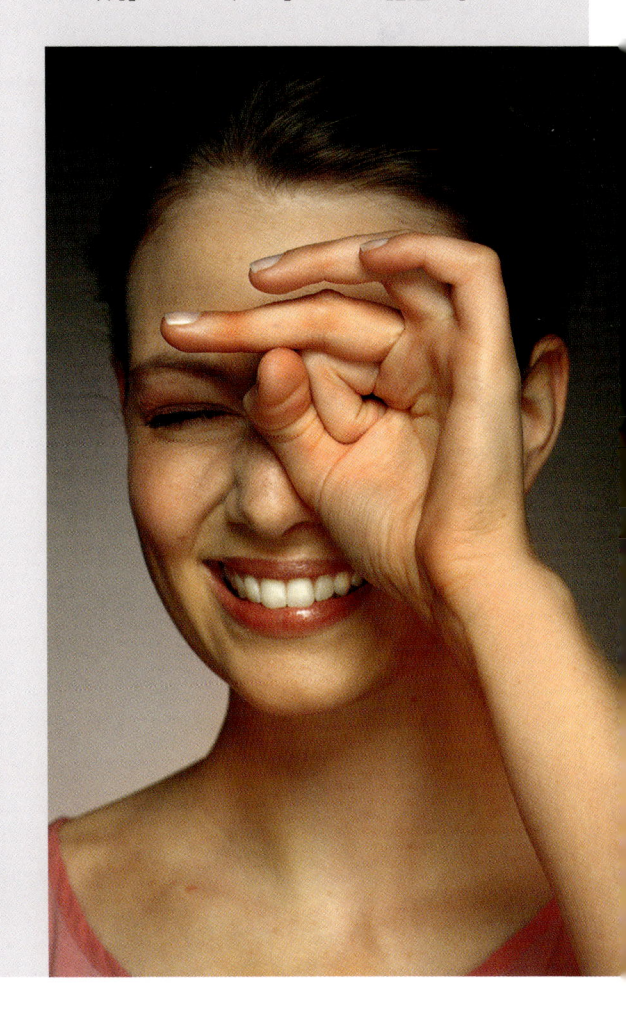

たことを覚えていらっしゃることでしょう。

　みなさんが小さな穴を通して見ることは、パノラマモードを切断して「どこ」モードを消去します。光は屈折せずに網膜の最も視力のよい箇所に届きます。これは非正視の方でも同様です。この効果をテストトレーニングで利用します。

眼差しを鋭敏に

▶ 台紙の真ん中に針かクリップで小さな穴をあけ、見通せるくらいまで大きさを広げてください。片手で片方の眼を覆ってください。その穴を通して、49ページの下欄に書かれた「見る」または「奇跡」という単語を見てください。はっきりと見えるかどうかは重要ではありません。
1

▶ 穴を通して見ている一つ一つの文字に当たるレーザーポイントがあると想像してください。それはまず読む方向へ、そして次に読む方向とは逆に進みます。

▶ そしてこの想像上の細いレーザーをどんどん小さくなる行間や文字の間の白い余白に導きましょう。その際に台紙もともに少し動かします。その間もリラックスして呼吸を続けて、まばたきをして微笑みましょう。

▶ 次に様々な色彩のレーザーを想像して、それをだんだんと小さくなる文字の周りで素早く動

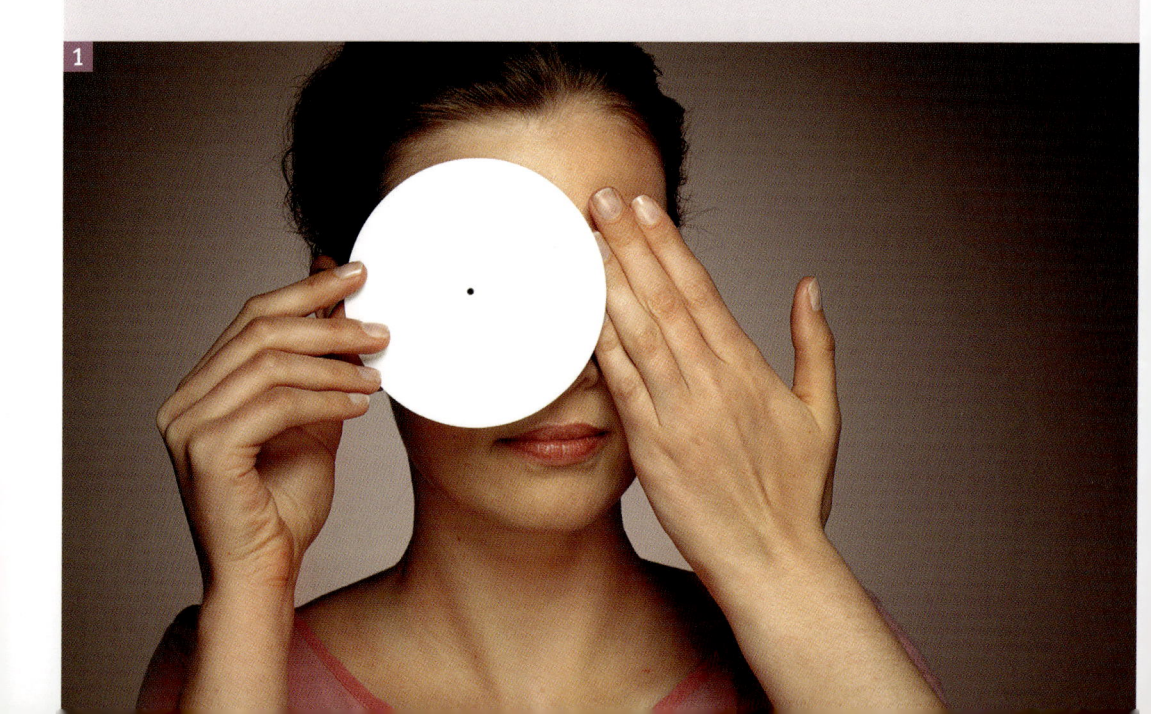

かします。
▶ その後もう片方の眼でも同様のことを繰り返します。
▶ 最後に両手を互いに温かくなるまで擦り、閉じた眼にかざします。8回呼吸する間、両眼を完全な暗闇でリラックスさせましょう。
▶ 周りを見渡してみましょう。コントラストと輪郭がほんの少し、よりはっきりと見えますか。

このトレーニングは何に有益か

　時間の経過とともに、視覚の明瞭度は可動性が高まるので向上します。どのくらいはっきりと見ることができるのか、穴のあいた台紙を使って、または使わずに視力検査を時折行うことで確認できます。最もお勧めなのは、視力検査のカードを自身から腕の長さの距離に設置して、どのくらい変化が生じたかテストしてみることです。

テストトレーニング4: 蘇らせる

　トレーニングの前に、49ページの下欄を視力矯正器具なしで見てください。その際に、明瞭度ではなく白と黒のコントラストに注意してみましょう。どのくらいくっきりと見えますか。トレーニングを始める前に、片眼ずつ試してみてく

見ることは一瞬の奇跡である。
妄想は内的視覚でありひとつの能力である。
それが初めてであるかのように、
または最後であるかのように見つめてみよう。
もし心が笑えば、眼は輝き眼差しは世界を変える。
微笑み、欠伸をして
まばたきすることを忘れないようにする。

ださい。これから紹介するパーミングはすでに別のテストトレーニングにおいて短いバージョンで行いましたが、これは眼をリラックスさせる王道といえるでしょう。

パーミング

▶ 楽な姿勢で座るか横になってください。両手を、温かく柔らかく感じられるまで力強く擦り合わせてください。水を汲むときのような形で両手を閉じた眼に当ててください。テーブルの前に座る場合は肘をテーブルの上や膝の上で支えることも可能です。 1

▶ 内的映像や考えを抑えつけるのではなく自然に生じさせて雲のように流れさせ、みなさんはそれが果てしない場所に消えていくまで眺めます。心地よい映像や考え全ては羊雲のように見え、負担に感じるものは全て雷雲のように見えるでしょう。首、顎、唇をリラックスさせましょう。呼吸をするごとに、閉じた瞼の奥の暗闇が深くなり、みなさんが落ち着いていくのを認識しましょう。知覚が完全な暗闇に入り込むまでさ

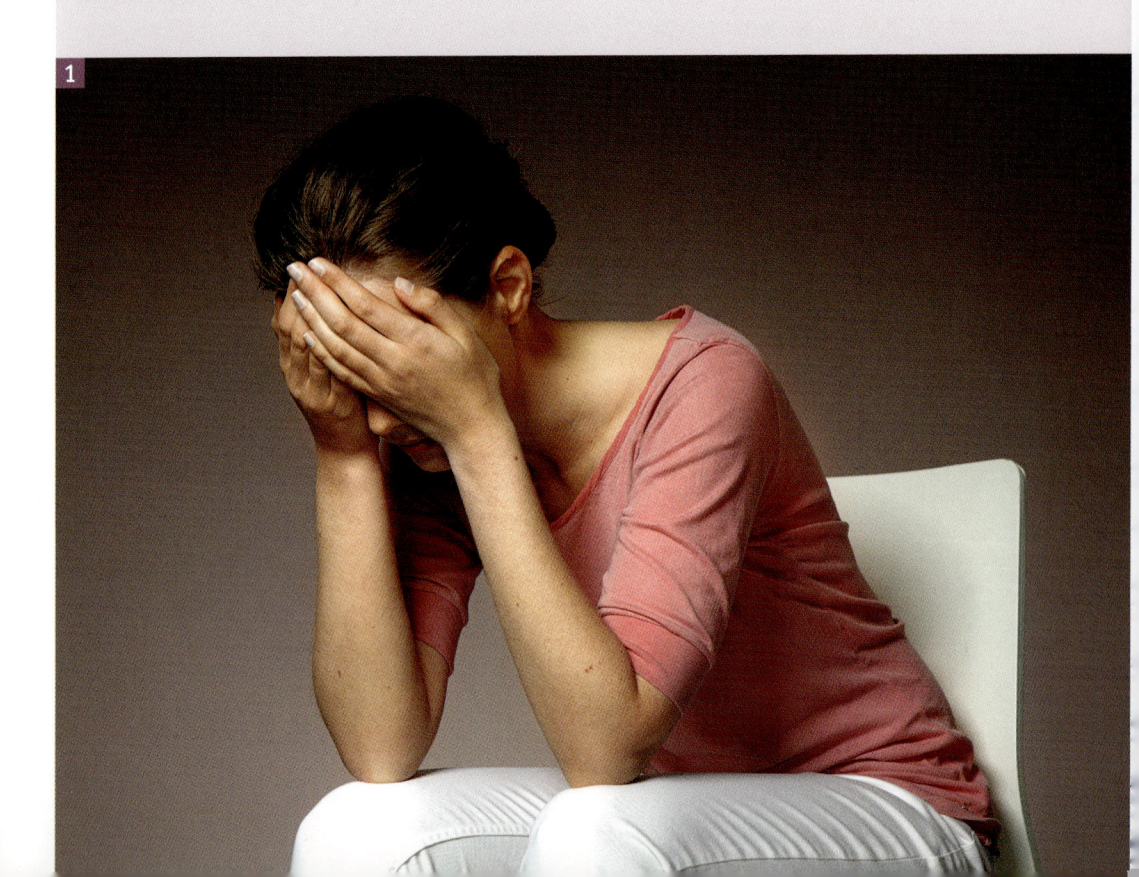

らに8回から16回、またはより長い呼吸が必要になることもあります。

▶ そして、昼寝の後のようにしっかりとストレッチや伸びをしましょう。欠伸をして眼に潤いを与えます。

▶ もう一度検査カードを見ましょう。以前よりも黒はより黒く、白はより白く見えますか。片眼を覆ってみましょう。両眼ともに同じように見えますか。それとも異なって見えますか。

なぜこの効果が生じるのか

パーミングを行うと、短い間、または長時間にわたりコントラストが明確に、よりはっきりと見ることができます。杆状体と錐状体は見る過程で色素を必要とし、それは暗闇で再生されます。それはとても早く生じ、一度まばたきするだけで間に合います。しかし、瞼の下が暗くなればなるほど、視覚細胞も持続的に回復します。チカチカしない、絶対的な漆黒は網膜の再生が完全であることを示しています。特に眼が一生懸命、長い間見ていた後は、この再生に時間がかかることがあります。

リラックス休憩の後は、特に黒と白のコントラストと色彩が洗浄後のようにくっきりと見えるようになります。それは、脳が視覚細胞から再び新鮮な信号を受け取ることを意味します。頻繁に意識して暗くすることを通して、時間とともに視覚細胞の保存能力をトレーニングし、視覚印象を持続的にコントラストの豊かなものにすることができます。

パーミングは何に有益か

疲労した眼はこのトレーニングによって回復しリラックスできます。特に多くの時間を机やモニターで作業をする人に効果があります。網膜の血行と栄養素供給が改善されます。結果として視覚のコントラスト比も向上し、色彩と同様、黒色と白色のコントラストもよりはっきりとします。そのためパーミングを時折行うことは有意義なのです。

根本を成すトレーニング

パーミングはここに集めた視覚機能プログラムにとっての根本を成すトレーニングです。開発したのはアメリカ人の眼科医、Dr. William Batesで、視覚機能トレーニングのパイオニアの一人です。また彼がトレーニングの名付け親でもあります。本書とCDの中で、何度もこのトレーニングに出会うでしょう。それはまた、ハミングをしながら行ったり(p.61)、「いいい」と言いながら行ったりする(p.65)バリエーションもあります。日常生活でもできるだけ頻繁に行いましょう。

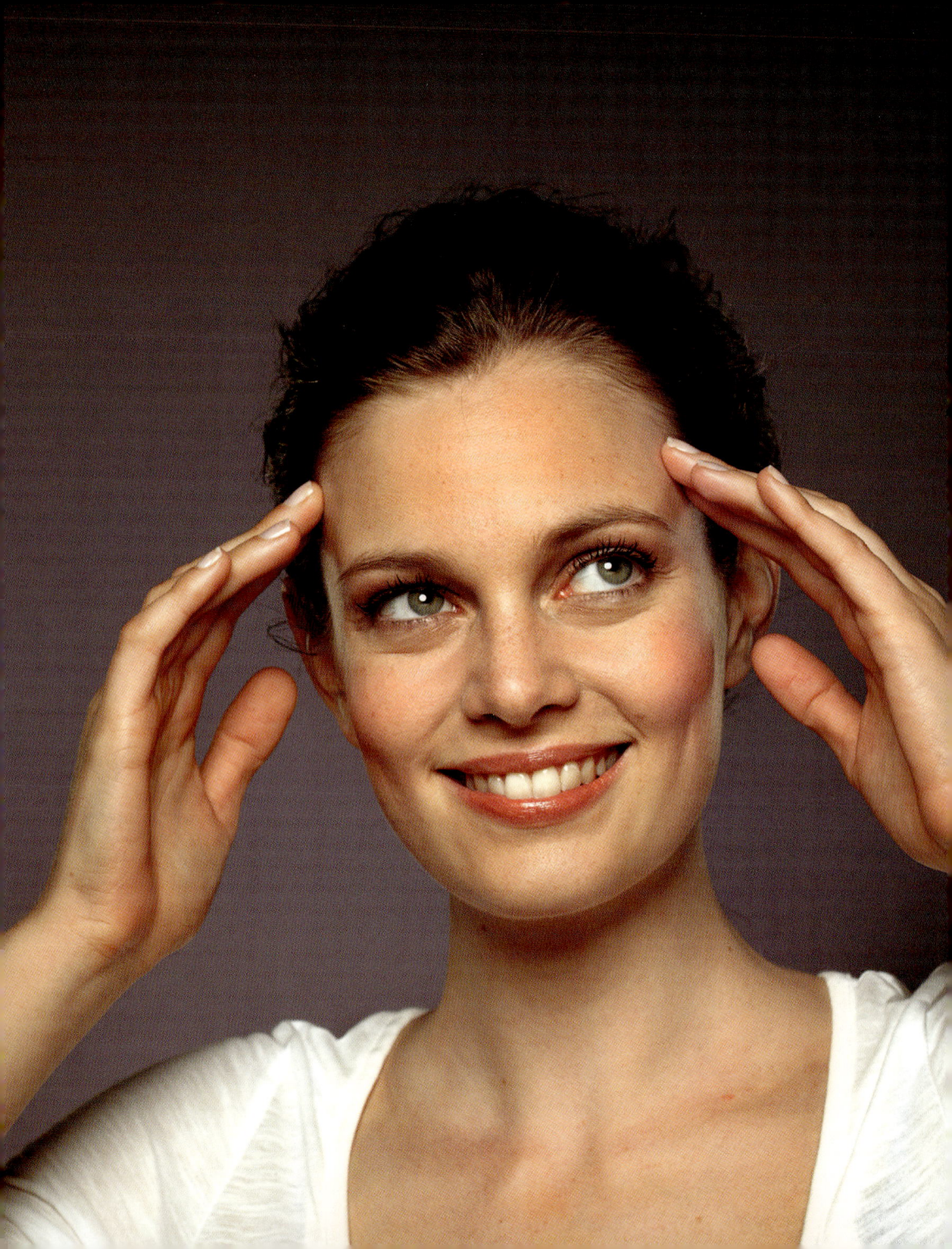

5分間プログラム

これからみなさんの視覚機能のために

多くのトレーニングプログラムを紹介します。

三つの基礎プログラムから

毎日一つのプログラムを選んで交互に行います。

それに加え、希望と必要に応じて

特別プログラムを追加することができます。

毎日5分間のトレーニングが多くをもたらします。

みなさんの視覚能力は明らかに高まり、

生活が色とりどりで豊かなものになるでしょう。

基礎プログラム

多彩なトレーニングを含む三つのプログラムを紹介します。まずは順番に習得し、その後交互にトレーニングしてみましょう。毎日5分間、冴えた感覚で好奇心を持ってトレーニングすることは多大な効果を生み出します。

基礎1:
自由にリラックスして

　この基礎プログラムは四つのトレーニングから成り立ちます。まずは二つのバリエーションを学びましょう。初日に基本トレーニング1を行うことをお勧めします。これを習得したら、順番に他のバリエーションを試してみましょう。長期的なトレーニングでは、みなさんに一番ぴったりとくるものを選んでください。

〈トレーニング1〉
療法としての欠伸と
トントンと叩くマッサージ

● トラック2

効果
- 全ての身体細胞に酸素を供給
- 眼と視覚を呼び覚ます
- 活発なリラックスをもたらす

▶ 全ての方向にしっかりとストレッチしましょう。その間、恥ずかしがらずにしっかりと顎を開いて欠伸をしましょう。深いため息をはきたくなったら実行しましょう。 1

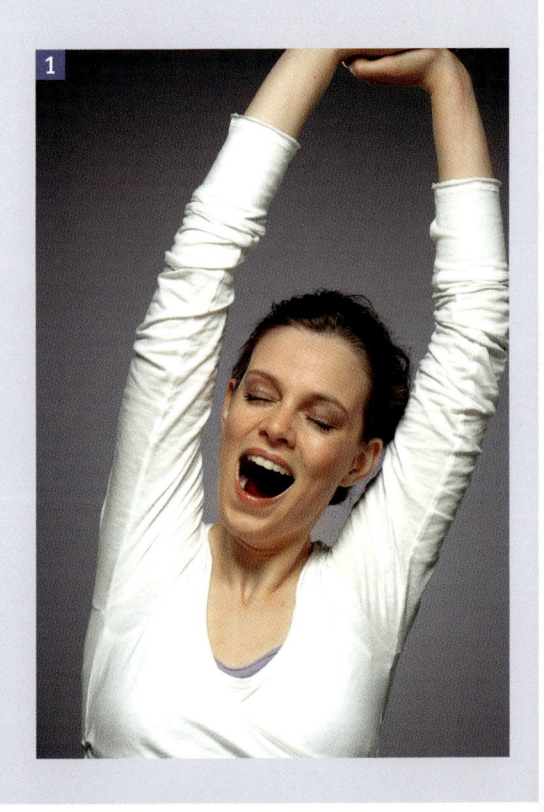

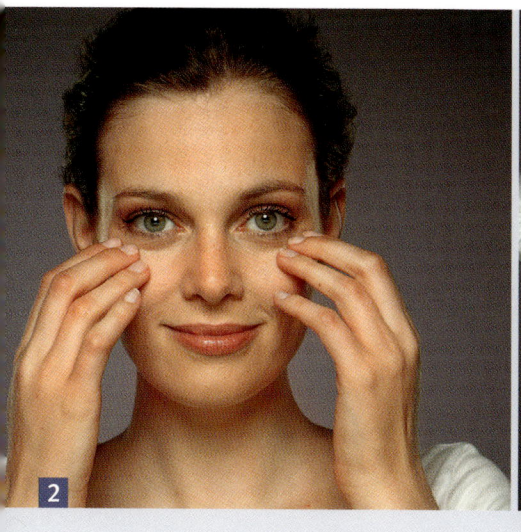

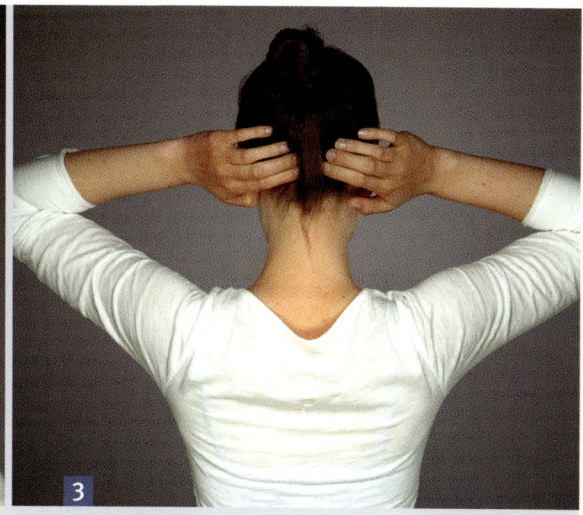

➤ そして指先で眼の周りをやさしくたたきます。眉の上か下に沿ってたたき、こめかみ、頬骨、眼と眉の間を通って再び眉毛へマッサージします。 2

頭部マッサージを取り入れた
バリエーション
さらに期待できる効果
- 眼、顎、頚部の緊張を和らげる
- 眼周辺の皮膚の新陳代謝を促進してシワの形成を防ぐ

➤ 再びストレッチと欠伸から開始してください。そして指先で眼の周りを優しくたたきます。
➤ さらに、顎の筋肉、頭部を下に傾けて頚部、首と頭蓋骨の境目、後頭部を優しくたたきます。 3

粘土質の殻を想像する
バリエーション
さらに期待できる効果
- 深いリラクゼーション
- 視覚部位における遮断を解消

➤ 眼の周辺を指先で優しくマッサージする間、眼を閉じて、過去数時間、数日、数週間、数カ月、または1年の間に、見ることによるストレスが眼球の周りに粘土質の殻のようなものをため込んだと具体的に想像してください。この殻の層がどんなに硬く重くなってしまっているか想像しましょう。

➤ マッサージする間、内側の眼で、この緊張による殻にヒビが入る様子を想像しましょう。それはまず眼の周辺、そして他の部位で始まります。

➤ こめかみをたたくと、息を吐くのと同時に眼球の外側の殻がぼろぼろと剥がれ落ちます。眉やその上をたたくと、眼球の上の殻が剥がれ落

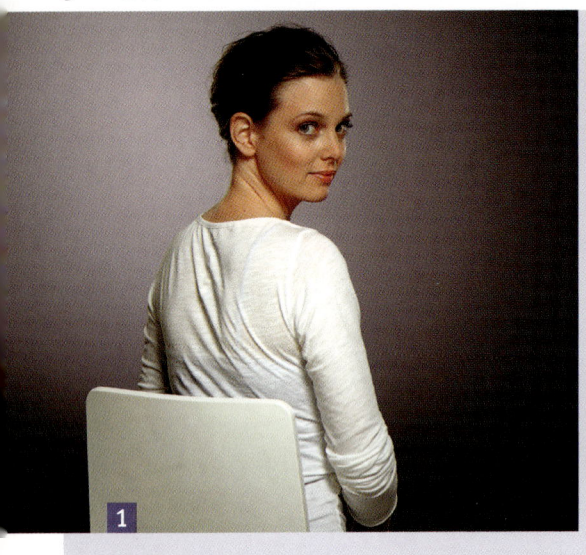

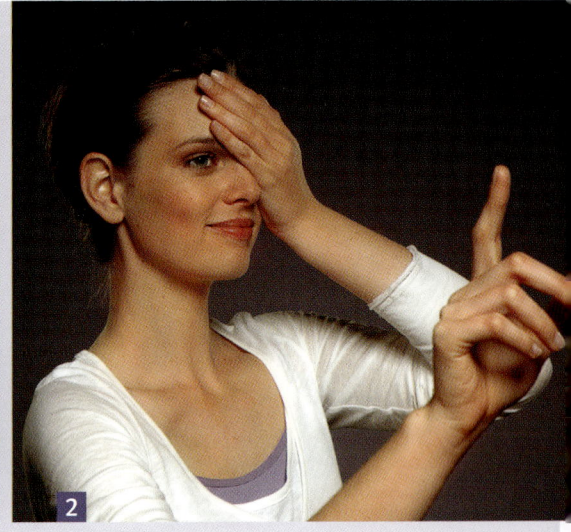

ちます。眼と眼の間をたたくと、眼球の間の殻が落ちます。頬骨の上をたたくと、眼の下の緊張の殻が剥がれ落ちます。

➤ 深く呼吸をしてリラックスしながらもう一度眼の周りをたたいて、まだ残っている緊張の殻を全て取り除きましょう。

〈トレーニング2〉
チョウのようなまばたき

● トラック3

効果
- 眼に潤いを与える
- 視野を広げる
- 頸筋を柔らかくして、後頭部にある視覚野の血行を促進する

➤ 立ったまま、または座って王の姿勢(p.32参照)をとり、頭頂部からの黄金の糸を感じてください。

➤ チョウの羽ばたきのように、軽く速くまばたきをしましょう。その際に、肩を通して後ろを見るようにそっと頭部を片側へ、そして反対側へ回転させましょう。 1

➤ 一度の頭部の回転につき約20回まばたきをして、それぞれの方向に8回そっと回転させてください。気が向いたら欠伸も取り入れます。

〈トレーニング3〉
指先で描く

● トラック4

効果
- 眼の可動性を促進
- 眼筋をリラックスさせる
- 眼球の血行と浄化を促進

➤ 直立した王の姿勢を保ってください。左手で左眼を覆ってください。覆われた眼は開いた

ままで、まばたきもします。
➤ 右手の人差し指でジグザグの線を空中に描き、その動きを右眼で追いましょう。まずは小さな動きから始めて、次第に大きくします。鼻は前方を向き、頭部はともに動いてはいけません。 **2**
➤ 8回呼吸する間続け、その後8回呼吸する間、右眼を覆って左眼でトレーニングします。

〈トレーニング4〉
雲をイメージしたパーミング
● トラック5

効 果
● 杆状体と錐状体を再生させる
● 眼と全ての組織をリラックスさせて落ち着かせる
● 最終的に視覚のコントラスト比が向上する

➤ リラックスして座るか横になりましょう。温かく、柔らかく感じられるまで両手を力強く互いに擦り合わせてください。水を汲むように両手をくぼませて、閉じた眼を覆ってください。 **3**
➤ 息を吐くときに、浮かんできた映像や思考が

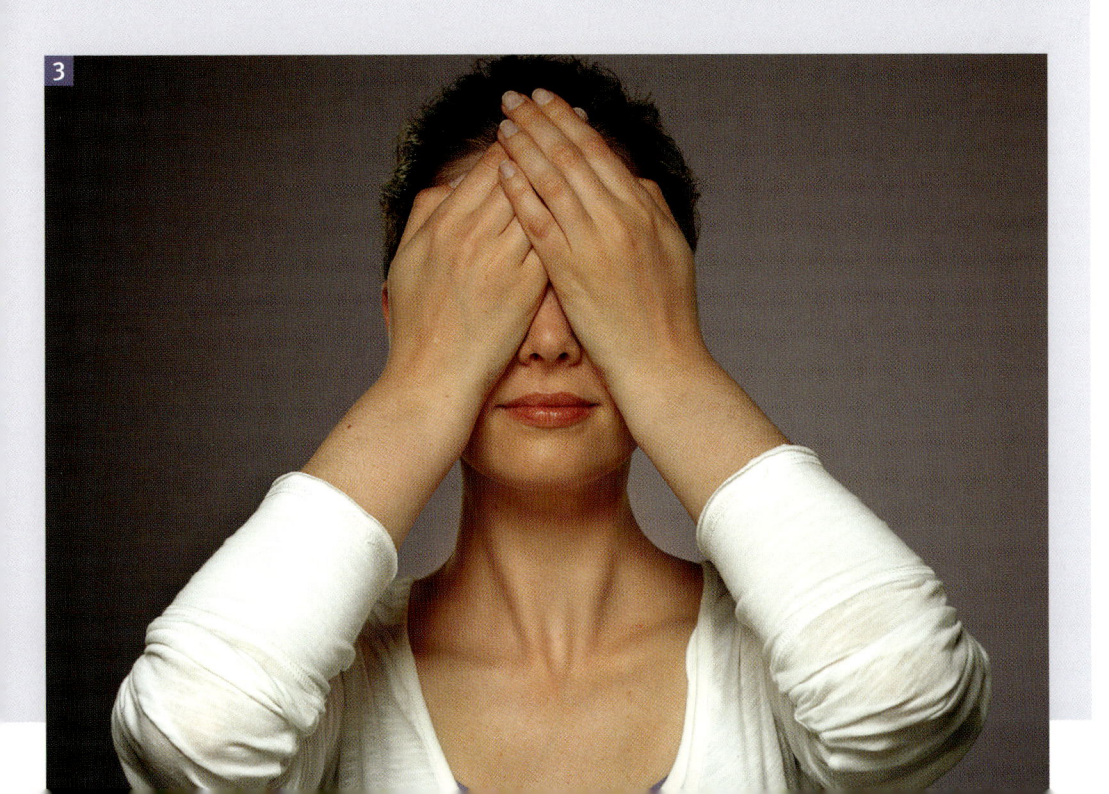

あれば、暗闇の中に消し去ってしまいましょう。それらが雲のように移動するのを眺めましょう。
➤ 手の温かみがみなさんの眼を保護し、緊張した全てのものから解消してくれることを感じてください。
➤ この姿勢で少なくとも8回呼吸し続けます。

いつも体に良いことを
　みなさんの日常生活にパーミングをしっかり根付かせましょう。そして欠伸とストレッチも時折リフレッシュするために習慣付けましょう。

基礎2:
生き生きと幅広く

　5分間で行うことができる四つのトレーニングを続けて紹介します。

〈トレーニング1〉
眼の周りの指圧
● トラック6

　中国伝統療法では、身体のツボを押すと特定の部位に作用することが知られています。みなさんも視力のために狙いを定めてこの指圧のツボを刺激することができます。 **1**

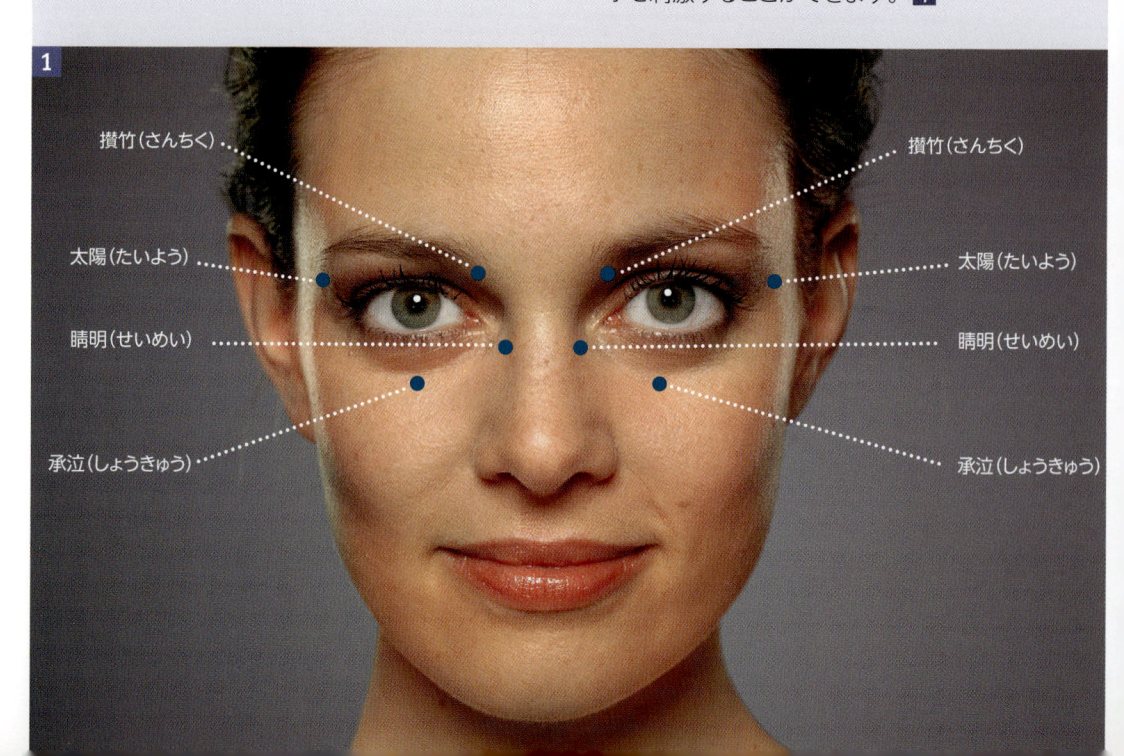

1

攢竹(さんちく)　　　　　　　　　　　　攢竹(さんちく)
太陽(たいよう)　　　　　　　　　　　　太陽(たいよう)
睛明(せいめい)　　　　　　　　　　　　睛明(せいめい)
承泣(しょうきゅう)　　　　　　　　　　承泣(しょうきゅう)

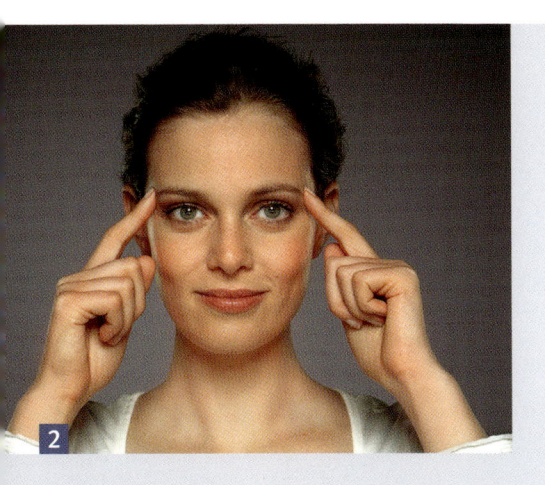

〈トレーニング2〉
視線の駅伝トレーニング
● トラック7

効果
- 水晶体に弾力性を与える
- 老廃物を除去し、水晶体により栄養素が行きわたるよう助ける
- 早期の老眼と白内障を予防

効果
- 眼の周辺部位を活性化させる
- 中国伝統医学で眼をサポートすると考えられている器官、特に肝臓のエネルギーのバランスを調整する

➤ 親指で両側の最初のツボ、攅竹を触りましょう。眼窩の骨の縁、眉の真下にあります。このツボをくるくると回す動きでマッサージしましょう。息を吐くときに圧力を加え、吸うときには圧力なしで、8回円を描きます。

➤ 次に、片手の親指と人差し指で眼と眼の間にある睛明をマッサージします。ここは眼鏡が固定される、鼻パットのところです。再び8回、息を吐くときに圧力を加え、吸うときには圧力なしで行います。

➤ 次に同様の方法で8回、頬骨上部、眼窩の骨の縁で瞳孔の下方に位置する承泣をマッサージしてください。

➤ 最後にこめかみのくぼみの外側にある太陽を同様に8回、回して押しながらマッサージします。 2

➤ 可能であれば窓を開けて、部屋の中心で窓を前にして立ってください。視線が遠くまで行き渡るようにしなくてはなりません。鼻の頭と水平線の間に五つのポイントを定めます。1．鼻の頭、2．鼻の20cmから30cm先に伸ばした手の親指の爪、3．3mから5m先の何か特徴になるもの、4．10mから15m先の何か特徴になるもの、5．水平線上の何か目印となるもの

➤ みなさんを直立させる黄金の糸を意識してください。左手で左の眼を覆います。左眼は掌の下でまばたきを行います。そして鼻の頭にレーザーポインターが固定され、みなさんが見る方向にレーザーが伸びていると想像してください。

➤ そのようにしてポイント5を見て、レーザーで水平線を一部模写します。

➤ 次にポイント4を見て、レーザーをその周りに導きます。同様のことをポイント3と親指の爪であるポイント2で行います。少しの間鼻の頭を見て、一匹の蚊がそこにとまって鼻がむずむずする様子を想像しましょう。

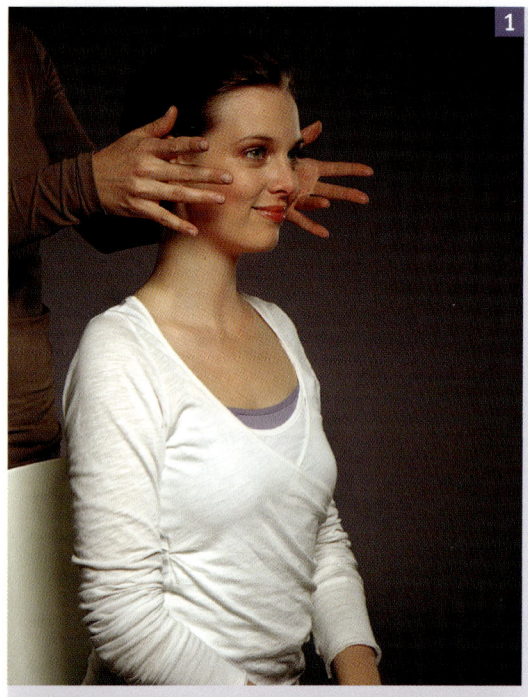

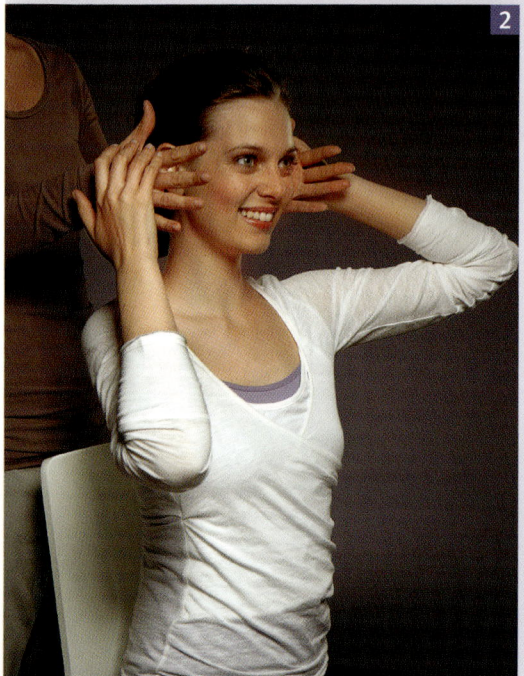

▶ 今度は右手で右眼を覆い、左眼で五つのポイントを見ます。同様の目印でも結構ですし、他の物にポイントを定めても良いです。左眼で行うときには、鼻の頭に固定された想像上のレーザーの色を変えてみましょう。

リラックスして見る

正視であろうと非正視であろうと、全てのポイントではっきりと見ようとする必要はありません。視覚矯正器具を使わずに、その時点ではっきり見える程度にポイントを見ましょう。

〈トレーニング3〉
視野をくすぐる
● トラック8

これはパートナーと行うトレーニングです。もしパートナーの役を行う人がいない、またはみなさんが一人でトレーニングしたい場合は、テストトレーニング1で紹介したパノラマビュー（p.41〜参照）の形で行ってください。効果は同様です。トレーニングプログラムのために、この台紙をすっかり取り外すことも可能です。台紙は効果を分かりやすくしますが、実践では必ずしも必要ではありません。

効 果
● 視野を広げる
● 凝視を解消

- 色合い豊かに見ることを促進する
- 夜明けや暗闇で見る能力を改善させる
- 全ての感覚を研ぎ澄ます

▶ 王の姿勢（p.32参照）でスツールか椅子の上に座り、その後ろにパートナーが立ちます。
▶ パートナーが両手でみなさんの頭の横で小さなくすぐる動きを行う間、みなさんはリラックスして前を見ましょう。動きは時折速く、そしてゆっくりと行うことができます。**1**
▶ 次に、パートナーの指の動きに全く興味がないかのようにして、みなさんの頭部の横で行われる速い、またはのんびりとしたくすぐる動きを認識する間もリラックスして前方を見ます。
▶ 次に、パートナーの手に触れるために8回横に片手を伸ばすことを始めましょう。その間も引き続きリラックスして前方を見て、頭部は動かしません。パートナーは手を引っ込めたり、みなさんに掴ませたりします。
▶ その後、別の手で頭部の横にあるパートナーの手を8回掴みます。
▶ 最後に8回、パートナーの両手に同時に触れるよう試しましょう。パートナーの手を横の視野で認識してください。**2**

〈トレーニング4〉
ハミングしながらパーミング

● トラック9
効　果
- 杆状体と錐状体を再生

- 眼と全ての器官に深いリラクゼーションを与える
- 眼周辺部位の緊張を解消
- 視覚のコントラスト比を豊かにする

▶ リラックスできる座位または立位を選んでください。両手を互いに力強く擦り合わせ、温かく柔らかく感じられるようにしましょう。水を汲むときのような形で閉じた眼を覆ってください。
▶ これからの数分間のトレーニングで、みなさんの眼とすべての組織が回復し、新鮮なエネルギーで満たされます。リラックスすることに心を向けてください。
▶ 自分で聞こえる程度ハミングしてください。調和のとれたトーンを出そうとするのではなく、身体と特に頭部で共鳴していると感じられるトーンでハミングしてください。唸っているように聞こえても問題ありません。
▶ リラックスしてハミングし、身体のどこでも認識できる振動を楽しんでください。もしかしたら頭部や胸部全体、それとも腹部でも感じられますか。
▶ 8回呼吸する間、またはみなさんがトレーニングで心地よくリラックスできると感じられる間、ハミングしましょう。

眼を内側からマッサージする

　眼筋を外からマッサージすることはできませんが、音の振動を通して同様の効果を生み出すことができます。音は骨の構造を通してその下に位置する眼周辺の脂肪組織と筋肉

組織、そして眼球の中まで作用します。そこでは感じることのできる程度、緊張が解きほぐされます。みなさんが疲れた、またはとても消耗していると感じたら、日常でその都度、このようなハミングマッサージを取り入れることができます。

基礎3:
にこやかにきらきらと

さらに四つの内容がみなさんの眼のトレーニングを豊かなものにします。最初の二つのトレーニングでは大きな手鏡、三つめのトレーニングには紐を用意してください。簡単なバージョンとしては、1.20mの梱包用の紐を用意して、10cmごとに結び目を作ります。より美しく手間がかかるバージョンでは、カラフルなビー玉をやはり10cmごとに取り付けてください。

〈トレーニング1〉
鏡を割るように
● トラック10

効果
- 眼をいきいきとさせ、輝きを与える
- 全ての感覚を研ぎ澄ます

▶ みなさんが集中でき、誰も驚かせない場所を選んでください。大きな手鏡を床に置きます。その前に足を広げて立ち、両手を合わせます。

▶ 両手を頭部の上に持ち上げ、両手で鏡を割るかのように空手の動きで振り下ろします。その際に膝をしっかりと曲げてください。そして動くときに大きくはっきりとした声で「はああ!」と発します。鏡に実際に触れないよう注意し、少なくとも手の幅程度は鏡と距離が空いているようにしましょう。一振りの最も深い位置で、鏡像にある自らの眼を少し見てください。 **1**

▶ 起き上がり、次の両手の空手の振り下ろしのための新たなエネルギーを集めます。このやり方で合計4回行ってください。

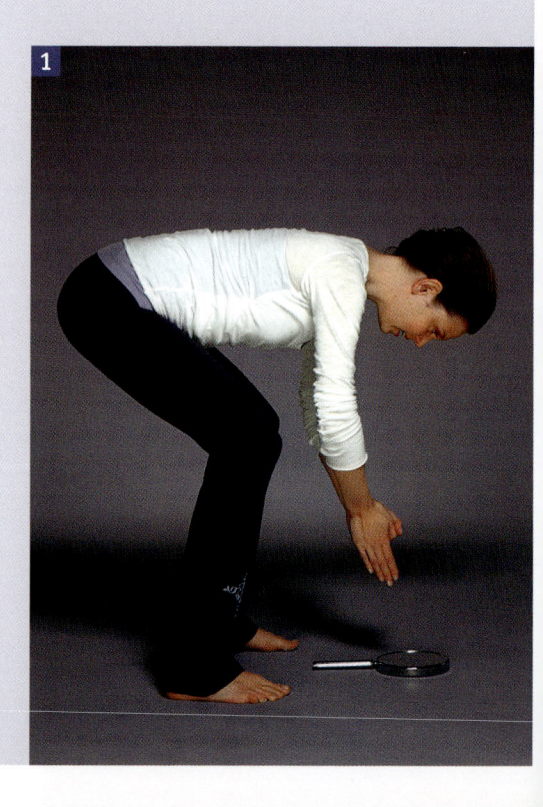

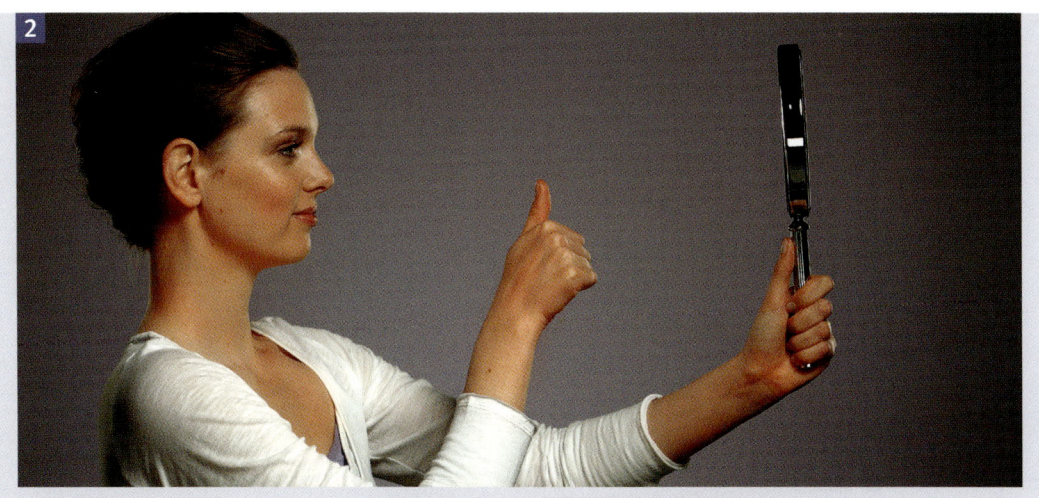

視力は身体力である

　最後に手鏡を持ってみてください。みなさんの眼は光り輝いていますか。全身から力が眼に注がれた様子を確認できます。

〈トレーニング2〉
親指ジャンプ

● トラック11

効 果
- 水晶体をより弾力的に
- 両眼の相互機能を促進

▶ 王の姿勢（p.32参照）をとってください。軽く伸ばした腕で手鏡を前方に持ちます。フリーの手の親指を鼻の頭と手鏡の間に位置させます。こうして親指の鏡像を見ることができます。

▶ 親指の鏡像を見て、素早く片眼を閉じ、次に反対の眼を交互に閉じます。親指は「鏡像の親指」から左へ、右へとジャンプします。

▶ 今度は親指を鼻に近づけ、次に鏡へ近づけて、左眼と右眼を交互に閉じながら常に鏡像の親指を見てください。時折まばたきをして、黄金の糸も忘れないようにしましょう。途中、笑ったり顔をゆがめたりすることも可能です。

▶ 今度は両眼で鏡像の親指を見ます。それは二つの「本当の」親指の間に見ることができます。それに対して親指自身を見つめると、二つの鏡像が現れます。

▶ このやり方でさらに練習するために、1回呼吸するごとに鏡と親指を異なる方向、つまり上へ、下へ、左へ、右に動かすことができます。

注 意

　片眼だけを閉じることができない場合、このトレーニングを、壁にかけた鏡の前で立位にて行ってください。そうすると素早く片手で眼を覆い、また覆いを取り除くことができます。

〈トレーニング3〉
結び目のある紐を使って

● トラック12

効果
● 立体的視覚の向上

▶ 結び目のある紐（p.62参照）の端を眼の高さのいくらか下になるように棚、ドアの取手、または窓のクレセントに固定します。左手で左眼を覆い、手の下で眼を開いてまばたきさせます。右手で紐のもう一方の端を持ち、鼻の頭に導きます。

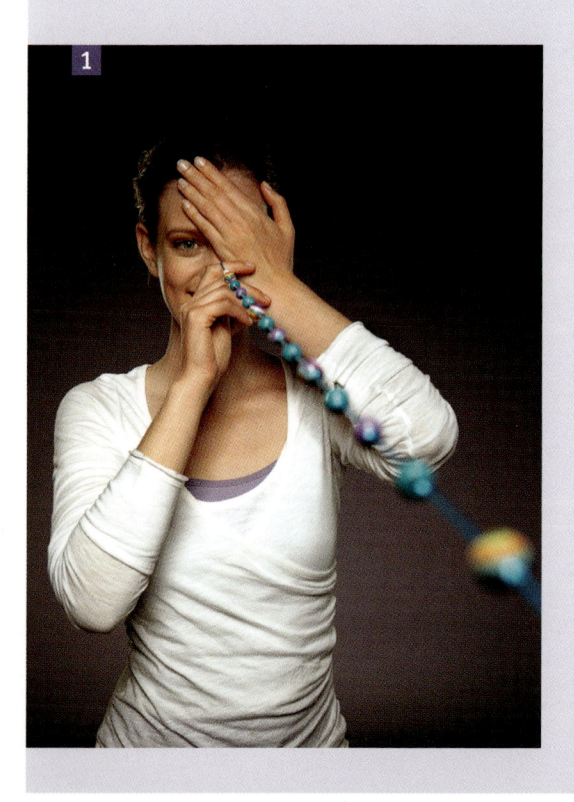

▶ 紐がぴんと張るように、心地よい程度に直立してください。固定されている紐の端を見て、鼻の頭に向かって結び目を順番に見てください。🔳 1匹のテントウムシを想像しましょう。それは結び目から結び目へ、鼻の頭まで移動します。そして再び紐の端へ飛び、そこから窓の外へ飛び立ちます。

▶ 同様のことをもう片方の眼で行います。紐を左から、そして右からと異なる角度で見ることによって生じる違いを意識しましょう。

▶ 合間に欠伸をすることによって眼を潤します。微笑むことは顎と首の筋肉を緩め、視野を広げます。

▶ そして両眼で固定されている紐の端を見つめましょう。片眼を閉じ、その次にもう片方を閉じると結び目が左右に動くように見えるはずです。

▶ 次にしゃがんだ姿勢で、両眼で紐を鼻の頭に向かって順番に見てみましょう。片眼を閉じ、その次にもう片方を閉じます。結び目は左右に動きますか。

▶ 上半身を左右へ傾け、紐は鼻の頭に固定したままにします。みなさんが紐の遠い側の端を見る間、片眼を交互に閉じます。再び、紐が左右に動くように見えるでしょう。🔳

▶ 今度は両眼で紐の中央に位置する結び目を見てみましょう。そこで「X」が見えますか。それともどちらかというと「Y」が見えますか。もしかすると1本の紐しか見えませんか。その場合は

再び眼を片方ずつ閉じて結び目を左右に動かしましょう。そしてしゃがんだ姿勢や上半身の可能な方向全てに動かしながら試してください。

➤ 色々な可能性を試してみましょう。もし疲れてきたらトレーニングを終えてください。

まずは試してみる

このトレーニングは読んでいると複雑に思えるかもしれません。しかし、実際は異なります。これは自然な驚きを発見し、直感や想像力を取り入れるチャンスなのです。

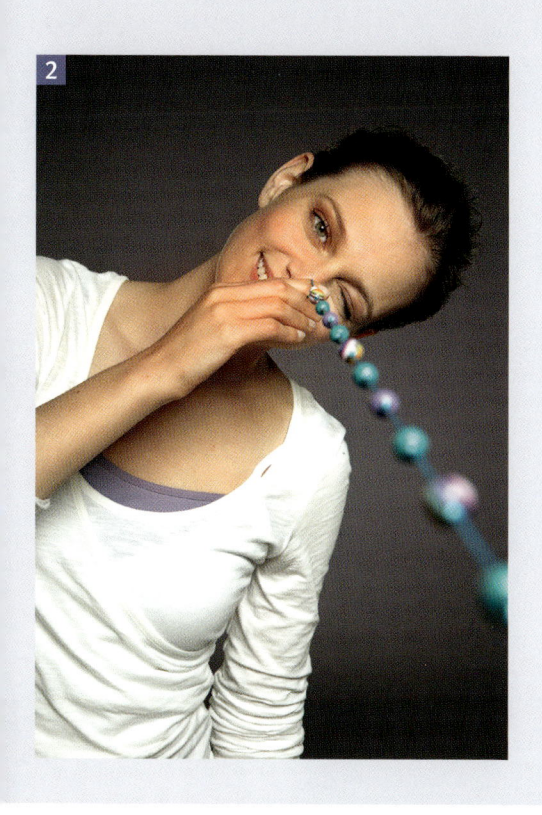

〈トレーニング4〉
「いいい」と言いながらパーミング

● トラック13

効 果
- 杆状体と錐状体を再生
- 眼と全ての器官にリラクゼーションを与える
- 眼周辺部位の緊張を解消
- 視覚のコントラスト比を豊かにする

➤ リラックスした座位または立位を選びます。両手を力強く互いに擦り、温かく柔らかく感じられるまで続けます。水を汲むときのように両手で閉じた眼を覆います。

➤ 自分で聞くことのできる程度、高いトーンで「いいい」と音を出しましょう。調和のとれた音である必要ではなく、皆さんが頭部に共鳴を感じることが大切です。閉じた瞼の下で眼をぐるぐると回してみよう。

➤ 8回呼吸する間、またはトレーニングで心地よいと感じられるまで音を出しましょう。

特別プログラム

三つの異なる要求に応じる実証されたプログラムです。その要求とは、自己治癒力の活性化のためのメディテーション、職場とディスプレイを使った仕事のための特別なプログラム、そして自然の中での視覚機能トレーニングで、これら全てをこれから紹介します。必要に応じて基礎プログラムの間に取り入れて、1日休みを入れることができます。

特別1: 自己治癒力を高める

　眼にトラブルを抱えている場合はもちろん、健康な眼に良い影響を与えるため次のメディテーションは適しています。邪魔されない落ち着いた場所で行いましょう。手順を事前に何度も読みこんで、どの順番で行うべき知っておくのが良いでしょう。またはCDのトラック14を聞きながら行いましょう。

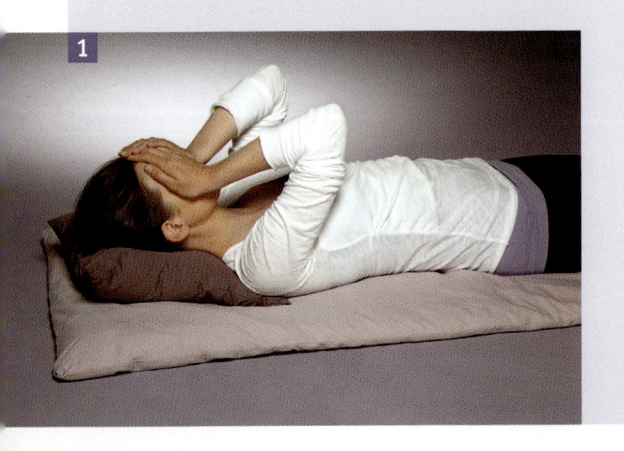

自己治癒力への刺激

● トラック14

効果
- 特に視力における自己治癒力を活性化させる
- 具体的な想像力とファンタジー力を促進
- 身体、精神をリラックスさせる

▶ 柔らかい敷物の上にあおむけになってください。両手を力強く互いに擦り、眼を遮蔽します。 **1** 両肘の下にそれぞれクッションを敷くこともできます。

▶ 深呼吸をして、そのたびにリラックスしていきましょう。身体の重さが敷物へ沈んでいきます。

▶ 掌の下の暗闇に小人が現れたと想像しましょう。童話の映画で見るように、それを生き生きと思い描きましょう。小人はカラフルな三角帽子をかぶり、みなさんに手を振っています。微笑み返してあげましょう。

▶ そして小人はバケツとフキンを持って、みな

さんの眼球の掃除を始めます。まずは外側の角膜から、それが輝きより透明で潤いが生じるまで綺麗にします。
➤ みなさんはリラックスしましょう。解剖学的に正確に想像する必要はありません。自然に思い浮かぶ映像にまかせましょう。もし何も映像が生じなくても、小人の掃除を楽しんでください。何かが起こっているとシンプルに感じられるでしょうか。
➤ この小人は柔らかいので眼球の中に滑りこむことができ、内側から時計のガラスを磨くように角膜を拭いてくれます。眼房水の中を泳いで、視野の小さな影として飛んでいる蚊のように時折現れる濁りも取り除いてくれます。
➤ また他の小人は、素晴らしく見ることができるよう、水晶体が天然水晶のように光り輝くまで磨きます。そして水晶体が弾力性を保つようにしっかりと捏ねます。そして魔法のように濁りを取り除きます。
➤ みなさんが完全にリラックスして横になる間、これらは両眼で同時に起こります。
➤ 別の小人は外側から眼筋をマッサージします。全ての緊張を解きほぐすよう、撫でて捏ね、そしてマッサージします。
➤ 小人は、硬めのプリンのような、眼球の硝子体の中にまで深く潜ります。そこも掃除します。
➤ そして網膜の老廃物を除去し、杆状体と錐状体が暗闇の中で充電され新たな視覚色素とともに再生されるよう綺麗にします。

➤ このようにして小人はみなさんとみなさんの視覚能力にとって良いと思われるところ全ての場所で活動します。
➤ みなさんは小人に微笑み、小人も喜んで手を振り返します。
➤ だんだんお別れの時間が近づいてきました。小人たちはバケツとフキンを持って一列に並び、歌いながら暗闇に消えていきます。みなさんは眼を遮蔽してパーミングを行うときにはいつでも小人を呼んで、新たな「眼の掃除」を満喫することができます。
➤ ゆっくりと空間に意識を戻しましょう。ストレッチをして外的世界に意識を戻します。
➤ 準備ができたら横を向いてゆっくりと立ち上がりましょう。リラックスして新たに綺麗にされた眼で周辺を見渡すことを楽しみましょう。

特別2:
モニター作業や職場で

静的ではなく動的視覚、これがこの特別プログラムの目的です。視覚の最大の敵は、身体と見るプロセス自体における運動の欠如です。職場や、コンピューター使用時においては特にこれらが顕著なので、その結果、硬直した身体と凝視が生じます。見ることには身体部位の多くが関係しているので、詳細を見ようとほんのわずか集中力が高まるだけで、全身の筋肉トーン(緊

張)が高まります。反対に、例えばパノラマ視覚（日没を認識するときなど）で眼差しが柔らかくなるときには、全身の筋肉システムが無意識のうちにリラックスします。

コンピューター使用時の最も良いバランスのとり方は身体と視覚における運動です。これから紹介する「8を8回」というトレーニングはそれに最も適しています。

8を8回

● トラック15

効果
- 緊張した身体部位を緩和
- 血行と老廃物除去を促進
- 頸筋と眼筋の調和
- 両眼による焦点を促進
- 視線をしなやかにする

▶ 椅子かスツールに座って王の姿勢（p.32参照）をとります。黄金の糸がみなさんの頭部を肩の上でゆらゆらと浮かせます。トレーニングの間、首を真っすぐに伸ばしたままにするよう気を付けてください。これから8ステップのトレーニングが始まります。

▶ 1：左足のつま先か足裏全体を使って、自分の前方の床の上に平面的な8を描きましょう。左上方への運動から平面的な8を書き始めます。足の運動をリラックスした視線で追います。その際、上半身はいくらか前方に傾き、首は長く伸ばしたままにします。

続けて8回、小さな8や、より大きい平面的な8を左足で描きましょう。 **1**

▶ 2：左足を休め、今度は右足で8回、8を描きましょう。その際も王の姿勢を保ちます。

▶ 3：右足を左足に平行に揃え、上半身を動かして平面的な8を描きます。あたかもマリオネットが黄金の糸で操られているかのように行います。その間、スツールの左側と右側に交互に負荷がかかり、また負荷が取り除かれます。椅子の座面に身体で8を描いていると想像することもできます。8のカーブを椅子の右側で、別のカーブを左側で描くように想像しましょう。視線は円を描く時に空間の奥まで、可能であれば窓の外を見るようにします。再び8を8回描きます。 **2**

職場フィットネス

もしみなさんが多くの時間をデスクで過ごされるのであれば、この特別プログラムを毎日、日替わりで行う基礎プログラムに追加して行うことがお勧めです。加えて、仕事中も王の姿勢、欠伸、笑顔（p.29～を参照）を忘れないようにしましょう。そのようにして眼の健康に良い活動が次第に当然の習慣になっていきます。たまに人参、ヒマワリの種をお椀一杯、そして十分な水分を摂取すると、視力にとって長期的に良い効果を生み出します。

➤ 4：上半身を休めます。左手を持ち上げて、エレガントな動きで手関節から平面的な8を指揮者のように描いてみましょう。眼で動きを追います。再び8を8回描きます。 3 （p.70）

➤ 5：左手を膝の上に置いて、右手で同様の動きを行います。

➤ 6：次に両手を互いに合わせて、8を8回描きましょう。上半身全体と視線をリラックスさせて運動を追います。 4 （p.70）

➤ 7：両手を太腿の上に置きましょう。もう一度直立に座ります。今度は鼻の頭で平面的な8を描きます。まずは左上方へ動き始めましょう。視線はそれを追います。みなさんが8を8回描く間、鼻の頭にクジャクの羽根を想像しましょ

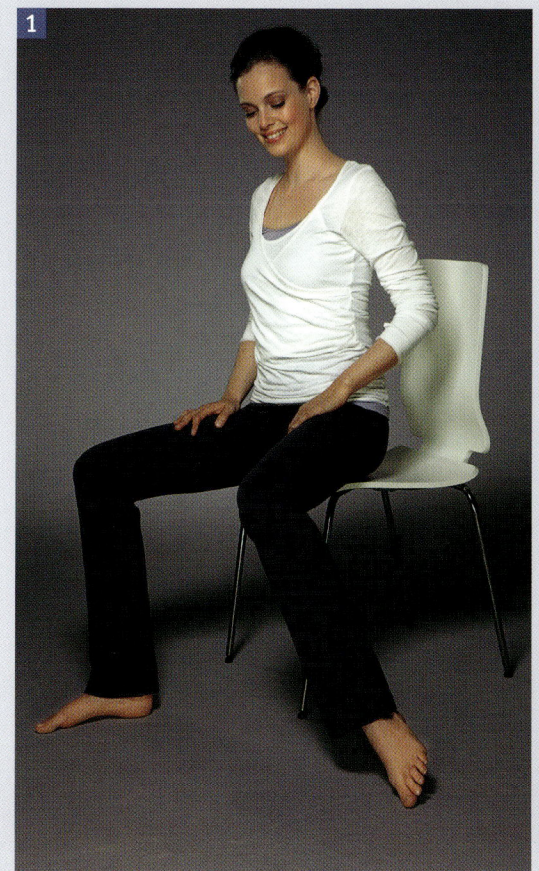

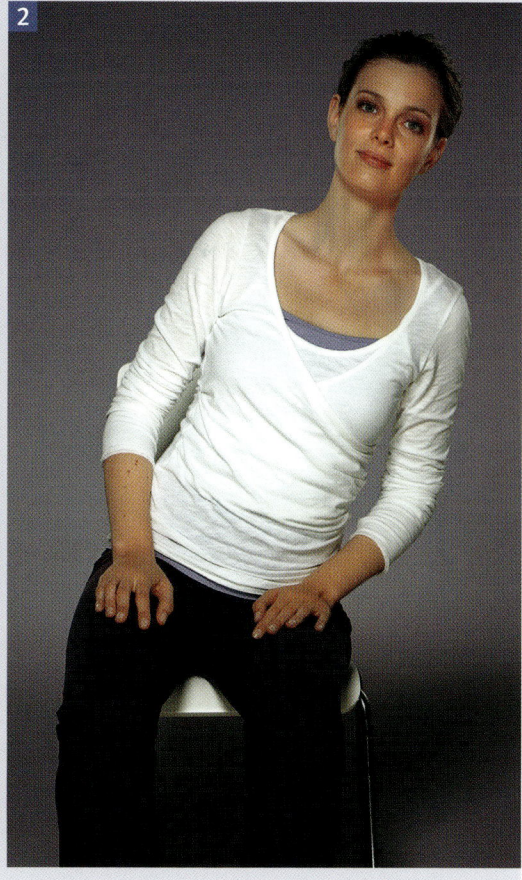

う。5

▶ 8：72ページを開いて、本を眼の前で横にして持ってください。リラックスして8を見てみましょう。鼻の頭は中央、8のクロスしている部分を向きます。そして眼は滑らかな動きで8の文字を左上方から追います。視線が少し飛ぶことは正常で、それどころか望まれることです。線路の上をがたがたと進む蒸気機関車のおもちゃを想像して、視線で8周ともに動きます。

▶ 最後に両手を互いに擦り、閉じた眼を遮蔽します。デスクでトレーニングしているのであれば、肘で支えることもできます。深呼吸して、声を出しても出さなくても結構ですので、必ず感じることのできるよう大きくため息をつきます。眼

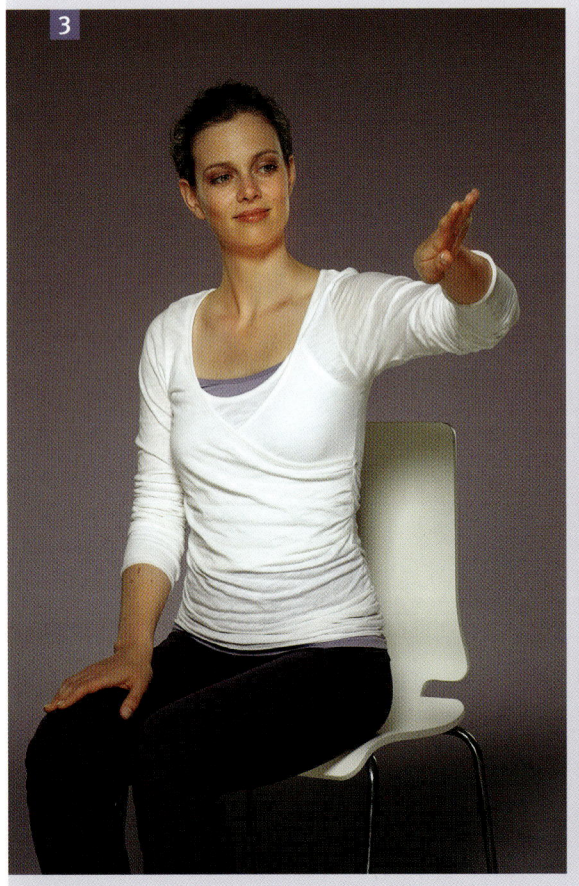

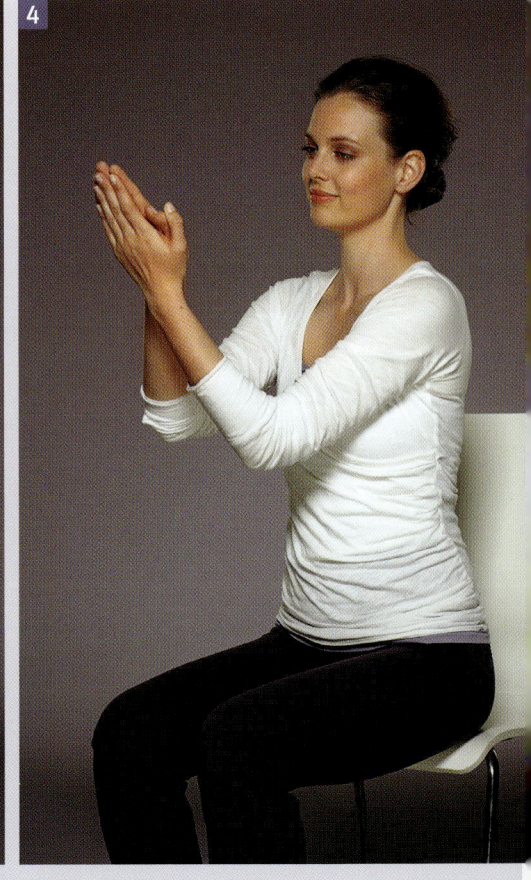

筋も一緒にため息をつく様子も想像します。8回呼吸する間、眼にリラクゼーションを与えましょう。そして昼寝の後のようにしっかりとストレッチします。こうして生まれ変わった眼を通して周りを見渡してみましょう。

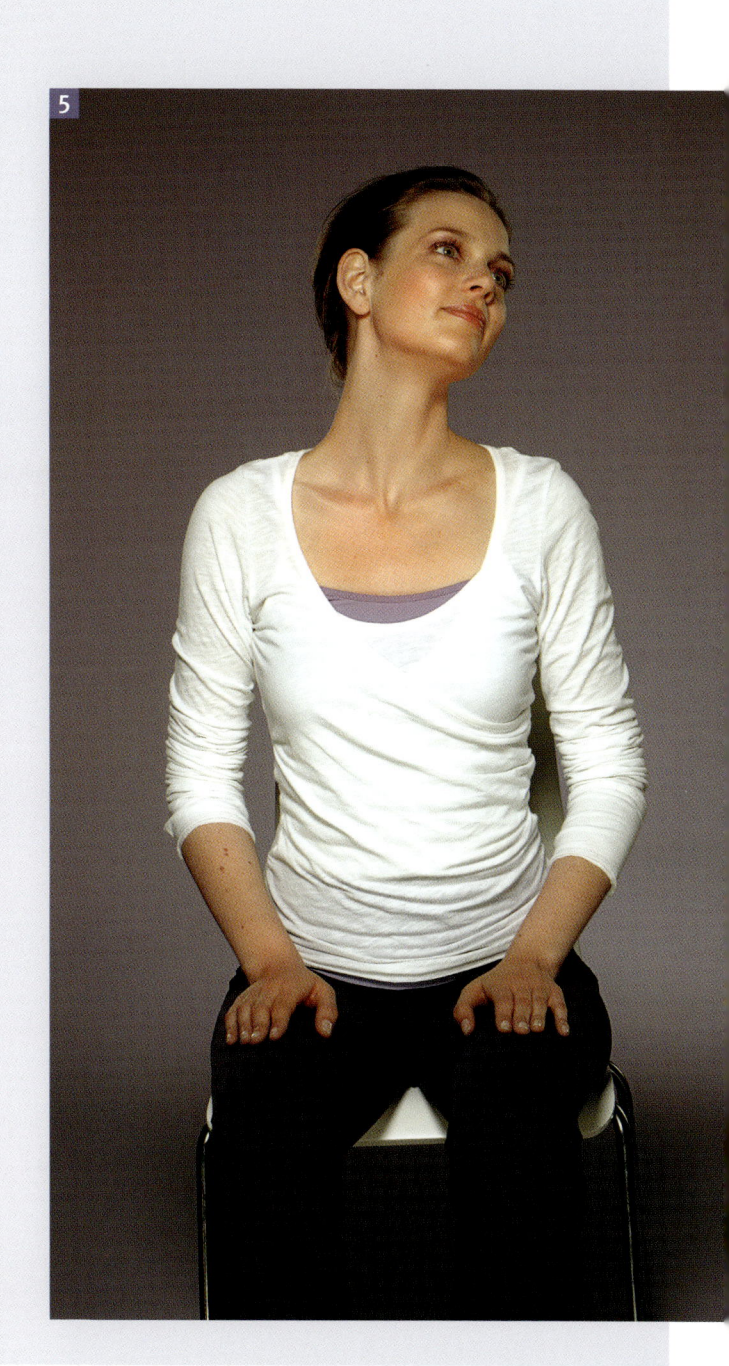

5

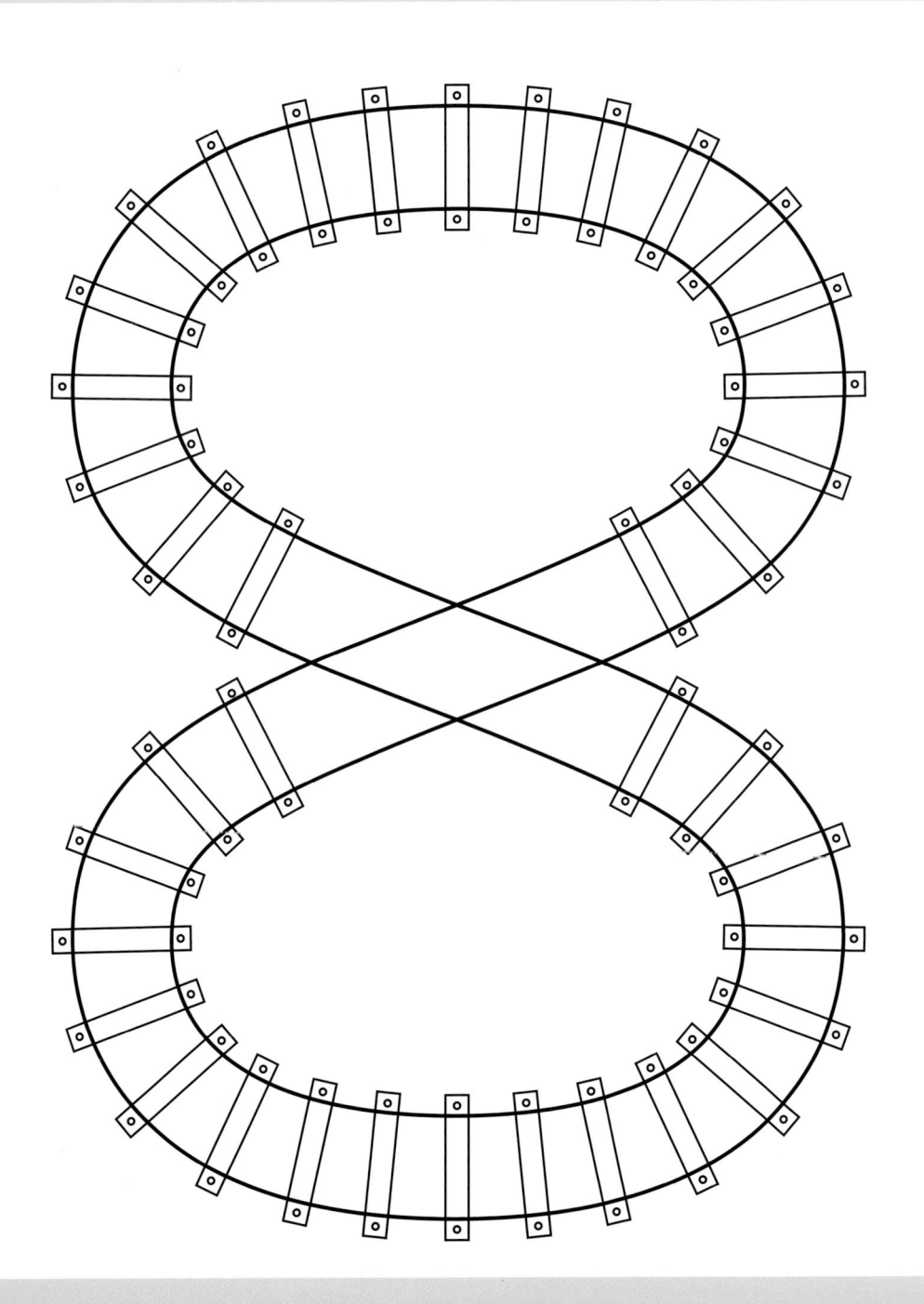

72 5分間プログラム／特別プログラム

特別3:
自然の中で

　公園や森、川べりや山の中で行える四つのトレーニングを紹介します。自然の中だとより簡単にリラックスでき、リフレッシュした眼で風景の美しさを楽しむことができます。太陽の下で、木や街灯が長い道に沿って続き、みなさんが遠くまで見渡せる場所が最も適しています。そのような場所を選べば、このプログラムのために完璧な準備ができたと言えるでしょう。最初はイヤホンでCDのトラック16から19までを聞きながら行うことを推奨します。

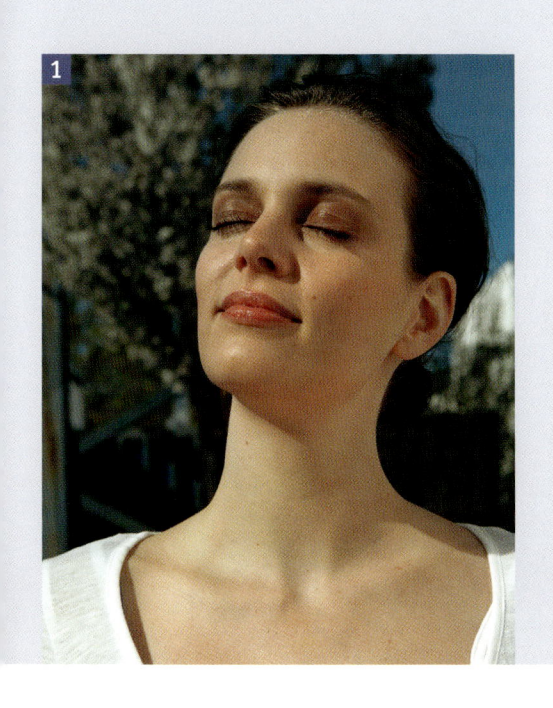

〈トレーニング1〉
日光浴
● トラック16

効 果
● 網膜にある視覚細胞の新陳代謝を穏やかに刺激
● 視力を再生

➤ 顔面を太陽に向けて立つか座りましょう。必ず眼は閉じてください。 1

➤ 肩の後ろを見るように、頭部を左から右へ何度か回転させてください。眼を閉じているので、頭部を右へ動かすと光の輝きは左へ流れるように見え、そしてその逆方向も同様に生じます。

➤ そのまま眼を閉じて、今度はうなずくときのように、頭部を上へ、そして下へ動かしましょう。頭部を上へ動かすと、光の輝きは下へ動くように、そしてその逆方向も同様に生じます。

➤ 次に鼻で光の周りをぐるぐると動かし、まずは左方向、外側に向かってらせん状に、次に右方向、内側に向かってらせん状に動かします。

➤ 最後に日光が背中に当たるように後ろを向きましょう。両手が温かく柔らかく感じられるまで互いに擦り、閉じた眼の前を覆います。突然の暗闇と両手の温かさを感じましょう。

➤ 眼を開けると、気持ちよく遠くまで見ることができ、色彩も鮮明になっていることでしょう。

〈トレーニング2〉
肩越しにまばたきする
● トラック17

効果
- 視覚短期記憶を促進

▶ 自然の中で立ち止まり眼を閉じましょう。

▶ 左の肩の後ろを見るように頭部を回転させてください。そしてカメラがシャッターをカシャッと切るように短く眼を開けて、再び閉じます。眼を開けるのはほんの一瞬だけです。

▶ 眼を閉じたまま正面に顔を戻して、左の肩越しに「写真に撮った風景」を思い出してみましょう。何を見ましたか。近くには何があって、遠くには何がありましたか。何色を認識しましたか。

▶ 同様のことをもう一度、眼を閉じて左の肩の後ろを見るように回転させ、カシャッと写真を撮るようにして眼を開け、再び閉じて顔を正面に戻します。後ろで何が見えたか内面の眼で思い浮かべましょう。

▶ これをさらに2回繰り返して、次に右側へも行います。

▶ 最後に頭の中で、みなさんが左の肩越しに見えた風景と右の肩越しに見えた風景を合わせて一枚の絵にしてください。パノラマ写真を想像しながら今度は後ろを向いて、実際はどのような風景か確認してみましょう。どのくらい覚えていましたか。

〈トレーニング3〉
鼻の先の筆で描くように
● トラック18

効果
- 頸筋と眼筋を弛緩させる
- 視線をより可動的にする

▶ 遠くを見渡すことができる場所を探してください。鼻の頭に筆が固定されていて、その先がみなさんの視線の方向を向いていると想像してみましょう。

▶ この筆で、塗り絵帳で遊ぶように見えるものを描きましょう。例えば雲であれば輪郭を描き、面を塗りつぶし、その次に木もまずは輪郭、その後面を塗りつぶします。

▶ 描くときに頭部も一緒に動かします。ここでははっきり見ることやぼんやりと見ることが重要なのではありません。ぼやけている輪郭も描きましょう。

▶ 王の姿勢を意識して、頭部が空の方向に向かって黄金の糸で吊り下げられているようにしましょう。

▶ 鼻の筆を水平線の隆起やくぼみに沿って動かし、新鮮な色を使って風景を塗ります。

▶ 両手を強く擦り合わせ、眼を遮蔽して皆さんが描いたもの全ての記憶に身を任せましょう。描いたものが暗闇の中に消えていくのを見守ります。

▶ 大きくストレッチをして新鮮な視覚印象を楽しみましょう。

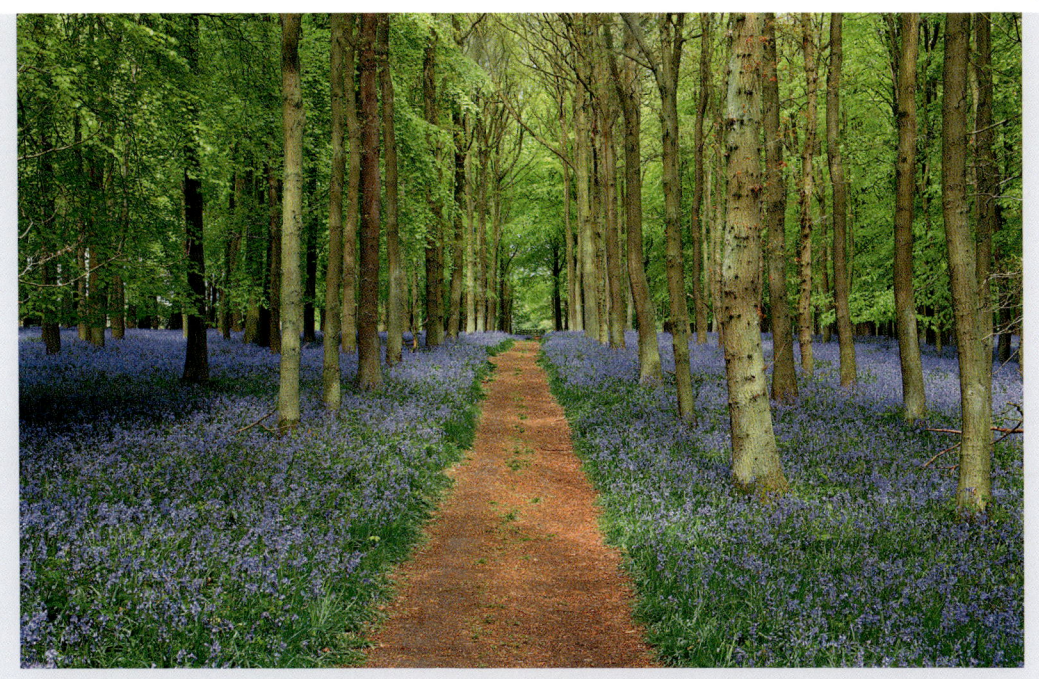

〈トレーニング4〉
瞑想的な眼の散歩

● トラック19

効 果
- 視野をリラックスさせ広げる
- 全ての感覚を調和させ活性化させる
- 精神を落ち着かせ全身をリラックスさせる

➤ 公園や森の中を散歩して、視線を遠くに向けます。左右を見ることなく、道の傍にある木や茂み、または類似したものの間を真っ直ぐ見て、一歩ずつ前進する間、視野の端に対する認識を維持させましょう。みなさんはそれらが横に近づいてきて、そして耳の傍を通って後ろに流れているのを意識します。

➤ 新たに、50mから200m離れた場所にある、道の傍の二本の木の間や左右の街灯の間を見てください。前進するにつれ、それらがみなさんに近づきますが、それらを直接見るのではなく、眼をリラックスさせて果てしなく続く道の向こうに視線を向けます。いつのまにか木や街灯は横から後ろに通り過ぎる間に消え、みなさんは前方にある次の木や街灯に意識を向けます。

➤ この散歩においては、周辺にある音、匂い、色、形やその他全ての感覚を認識しましょう。みなさん独自のテンポで全ての感覚を周辺の一部として体験できます。そこでは、みなさんの感知領域は広く開かれています。

参考文献

書籍

Eßwein, Jan Thorsten: **Achtsamkeitstraining.** Gräfe und Unzer Verlag

Grasberger, Deila: **Autogenes Training.** Gräfe und Unzer Verlag

Hainbuch, Friedrich: **Progressive Muskelentspannung.** Gräfe und Unzer Verlag

Hätscher-Rosenbauer, Wolfgang: **Augenschule. Das Übungsbuch für gesunde Augen und klares Sehen.** Visiovital-Verlag

Hätscher-Rosenbauer. Wolfgang: **Rasterbrille. Das Augentraining.** Visiovital-Verlag

Huxley, Aldous: **Die Kunst des Sehens,** Piper

Mannschatz, Marie: **Meditation.** Gräfe und Unzer Verlag

Strempel, Ilse: **Das andere Augenbuch. Seele und Sehen.** KVC-Verlag

Wiendl, Marianne/Ostermeier-Sitkowski, Uschi: **Systemische Augentherapie.** Knaur

関連施設とホームページアドレス

Institut für Sehtraining
Wolfgang Hätscher-Rosenbauer
Obergasse 16
61118 Bad Vilbel
Tel. und Fax 06101 6933
www.institut-fuer-sehtraining.de

一般セミナー、法人向けセミナー。健全な視覚のための製品。視覚教育指導者の育成。ドイツ全土の指導者リスト

Verein Gesundes Sehen e.V.
Am Schwarzen Meer 27
28205 Bremen
Tel. 0421 4988228
www.verein-gesundes-sehen.de

ドイツ全土の視覚教育者とセラピストの団体。雑誌「Angenblick」発行。

Forum Ganzheitliches Sehen
c/o ecovital Barbara Brugger
Am Wall 162/163
28195 Bremen
Tel. 0421 4333480
www.ganzheitlich-sehen.de

視覚トレーニングとセラピーのためのセミナーと育成。

BlickLabor
Hans-Sachs-Gasse 6
79098 Freiburg
www.blicklabor.de

フライブルク市の視覚研究所は小児、青少年、成人の視覚機能を検査する。

www.ophthalmologie.com
眼科医と指圧師のための自然療法情報。

www.bdh-online.de
ドイツ自然療法団体。眼科指圧師団体。

www.sehgut.de
64ページから用いる紐を取り扱う。

謝辞

　謝辞を申し上げます。Ulrich Grasberger、彼女がいなければこの本は存在しなかったでしょう。Sarah Fischerはこのプロジェクトに最初から最後まで温かく持続的に関わり面倒を見てくれました。思いやりのある編集者、Diane Zilligesが、この本をこんなにコンパクトで読みやすい形に整えてくれました。私の指導グループとセミナー参加者たちによる質問やフィードバック、そして光り輝く眼が私にインスピレーションとモチベーションを与えてくれました。私の息子Jonathan、君の職場における日々の手伝いが私の負荷を軽減してくれました。

　そして私の妻Edith、君の愛がいつも私を元気づけてくれます。

索引

Bates, Dr. William　51
Hubel, David Hunter　16
Simonton, Carl　20

あ
欠伸　29-30, 54
顎　28-30
アルツハイマー　19
怒り　10
依存性　15
遺伝　11-12
運動　68
映像　21
栄養供給　22, 51
栄養サプリメント　38
栄養素　19, 31, 38-39
エネルギー　38
遠視　11, 13, 18
横隔膜　29
黄金の糸　32
王の姿勢　32
黄斑　8

か
解剖学　6-10
輝き　36, 37
学習刺激　16
学習能力　14
角膜　7, 47
下垂体　10
偏り　15
家庭用ゲーム機　11
可動性トレーニング　18
加齢黄斑変性　11, 19, 39

眼圧　11
眼科医　13-14
眼球　6, 38
眼球運動　10
眼筋　7, 20, 28, 35
感情　21
杆状体　8, 42, 51
感情の起伏　10
癌セラピー　20
眼房　6
気が滅入る　10
基礎プログラム　22
気分　10
凝視　35-36
強膜　6
興味　10, 18, 37
近視　11, 12, 18
筋トーン　29
首　31, 43
首のトラブル　14
携帯電話のディスプレイ　11
痙攣のような、ぴくぴくとした運動　7, 15, 35
恋をしている状態　10
好奇心　18
虹彩　6
光受容体　8
呼吸　28-30
コンタクトレンズ　13-15

さ
再生　22, 50-51
細部の観察　34, 47
サッカード　35

残像　44-45
酸素供給　22
指圧　58
視覚機能トレーニング　16-25, 28-37, 40-51, 54-75
視覚矯正器具　13-15, 40
視覚色素　8, 38, 51
視覚障害　28-37
視覚神経　7, 8, 9-10, 31
視覚トラブル　11-15
視覚能力　6, 11-12
視覚の習慣　11-12, 15, 18
視覚野　9
視覚要求　38
色覚異常　45
色彩、色　40, 43, 44-46
刺激　18
自己治癒力　17-18, 41, 66-67
自然　73
シナプス　14, 16
視野　14, 42-43
視野欠如　16
習慣　14
周辺視覚（視野）　10, 14, 17, 34, 43
周辺知覚　34
浄化　19, 21, 22, 39
松果体　10
硝子体　6, 8
焦点　15
小児の眼　13
情報社会　11
職場　68

視力　7, 18, 35, 40, 47-49
神経インパルス　7
水晶体　6, 13, 15, 19, 47
錐状体　8, 36, 43, 45, 51
ストレス　15, 20, 38
素早い、飛ぶような動き　7, 35
　と次頁
スポーツ　17, 43
青少年　12
狭い視界　28
創造性　17
想像力　17, 20

た
太陽　73
短期記憶　9
近く　12, 15, 18
近くを見る負担　13
注意力　23
中心窩　8, 9, 47
治癒効果　20
長期記憶　9
調節　7
つまずく　33
ディスプレイ　12
テストトレーニング　22, 40-51
瞳孔　6, 47
遠く　12
特別プログラム　22
「どこ」モード　9, 33-34, 48
ドライアイ　11, 30
ドリフト　35
トレマ　35

な
内的視覚　20

「何」モード　9, 33-34, 48
二重焦点レンズ　14
人参　38
認知症　19
ネットブック　11
ネットワーク化　14
脳　6, 9, 14-15, 16, 31, 36, 42, 45-46
脳卒中　16
ノートブック　11

は
白内障　11
パノラマ・ビュー　41-42
バランス　33
反応能力　17
パーミング　50-51, 57, 61, 65
光の刺激　7
非正視　12, 18
ビタミンＡ　38
ひまわりの種　38
不安　10
負荷　15
補色　45
ホルモン調節　10

ま
まばたき　8, 30, 36, 51
ミクロ運動　36
水　39
脈絡膜　6, 8
瞑想的な眼の散歩　34, 75
眼鏡　13-15, 18
眼鏡技術者　13-14
メディア　11
眼の潤い　30

眼のトレーニング 19
妄想　20
網膜　6, 8, 34, 36, 38, 46, 48, 51
毛様体　6
毛様体筋　13, 15, 18
モチベーション　25
モニター　11, 13, 30, 31, 38, 51, 67-72

や
夢　20
夜明け、薄暗がり　8, 42
より広く見渡す　41-43

ら
立体的視覚、空間認識　8, 43
緑内障　11
リラックス　21
累進多焦点レンズ　14
涙膜　35
冷静　10
老眼　11, 13, 18
老眼鏡　11
老廃物　31

わ
笑い　10, 29

◆ 写真クレジット

Fotoproduktion:Johannes Rodach(Cover, Innenteil, U4)
Weitere Fotos: Alamy: S. 75; Carsten Eichner: S. 39; Getty: S. 4, S. 12, Masterfile: S. 17, S. 21
Illustrationen: Detlef Seiden-sticker: S. 7, S.8, S.72
Syndication: www.jalag-syndication.de

◆ お断り

本書と付属のCDにある手法と情報は、細心の注意を払って検証され、実証されています。しかし、これらのトレーニングと指示をどの程度実行に移すかという責任は読者に委ねられています。何かしらの疑いのある場合は、事前に医師かセラピストの助言を得てください。本書で挙げている実践的な指示によって生じたいかなる不利益や損害に関しても、著者と出版社は免責されます。

Published originally under the title Besser sehen in täglich 5 Minuten
by Wolfgang Hätscher-Rosenbauer,
ISBN 978-3-8338-2215-5,
© 2011 GRÄFE UND UNZER VERLAG GmbH, München

GRÄFE UND UNZER
Ein Unternehmen der
GANSKE VERLAGSGRUPPE

Japanese translation copyright:
© 2013 by GAIABOOKS, INC.

CDについてのご注意

付属のディスクはCDです。CD対応のプレーヤーで再生してください。CDプレーヤーの詳しい操作方法については、ご使用のプレーヤーの取扱説明書をお読みください。パソコンの一部機種では再生できない場合があります。
ディスクは両面ともに指紋、汚れ、傷などをつけないように取り扱ってください。
CD再生による事故や故障などには責任を負いかねます。
※ディスクに収録されているものの一部でも、権利者に無断で複製・改変・転売・放送・インターネットによる配信・上映・レンタル（有償・無償問わず）することは、法律で固く禁じられています。

ナレーション：鈴野 晶子
音楽：VIAS ENTERTAINMENT

ガイアブックスは
地球(ガイア)の自然環境を守ると同時に
心と身体の自然を保つべく
"ナチュラルライフ"を提唱していきます。

著者：
ヴォルフガング・ヘッチャー -ローゼンバウアー
(Wolfgang Hätscher-Rosenbauer)
プロフィールは、本書そで参照。

翻訳者：
服部 由希子 (はっとり ゆきこ)
大阪外国語大学外国語学部卒業。オーストリアにある日本政府機関、ドイツの非営利団体、日系電機メーカー勤務を経て、翻訳者に。現在は独日翻訳を手掛ける。訳書に『ボバースコンセプト実践編』（ガイアブックス）がある。

Besser sehen in täglich 5 Minuten
視力を高める リフレッシュトレーニング

発　　　行　2013年10月5日
発　行　者　平野 陽三
発　行　所　**ガイアブックス**
〒169-0074 東京都新宿区北新宿 3-14-8
TEL.03(3366)1411　FAX.03(3366)3503
http://www.gaiajapan.co.jp

Copyright GAIABOOKS INC. JAPAN2013
ISBN978-4-88282-886-0 C2047

落丁本・乱丁本はお取り替えいたします。
本書を許可なく複製することは、かたくお断わりします。
Printed in China